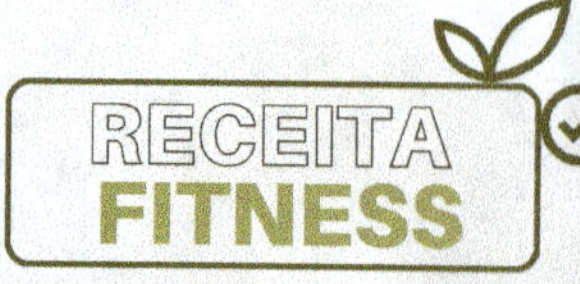

Salada
de Frango com abacate

Ingredientes

- 1 xícara de quinoa cozida (222 kcal)
- 100g de peito de frango grelhado (165 kcal)
- tomate
- pepino
- alface

Modo de Preparo

Cozinhe a quinoa, grelhe o frango e misture com os vegetais.

193 calorias por porção

Rende 2 porções

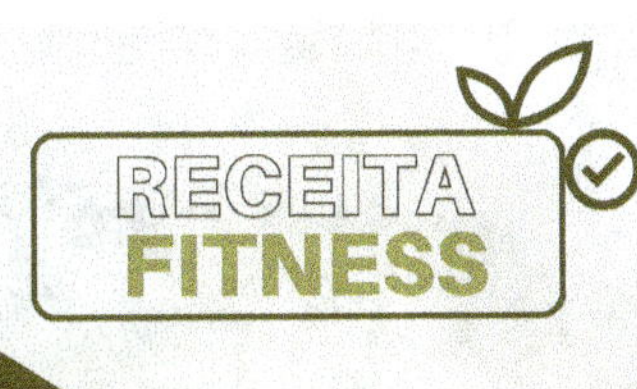

Sopa
de Abobrinha

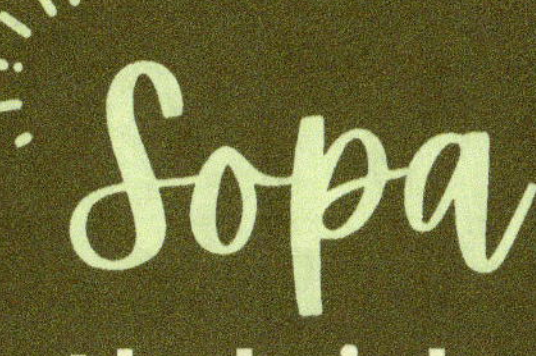

Ingredientes

- 2 abobrinhas (30 kcal)
- 1 cebola
- 1 dente de alho
- 1 colher de azeite

Modo de Preparo

Refogue o alho e a cebola, adicione a abobrinha e água, cozinhe e bata no liquidificador.

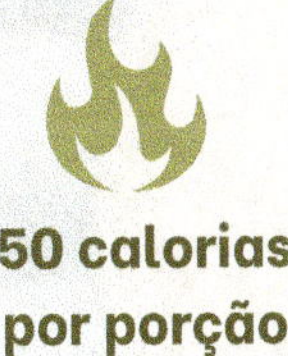

50 calorias por porção

Rende 4 porções

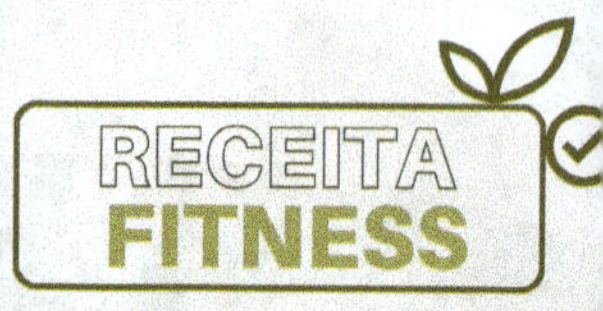

Omelete
de Claras com Espinafre

Ingredientes

- 4 claras de ovos (68 kcal)
- 1 xícara de espinafre (7 kcal)
- 1 colher de azeite

Modo de Preparo

Bata as claras, adicione o espinafre e cozinhe em uma frigideira com azeite.

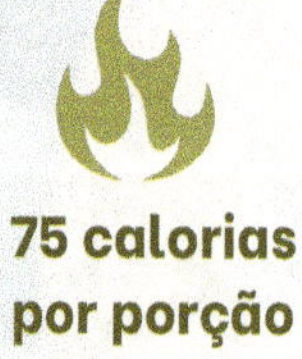

75 calorias por porção

Rende 1 porção

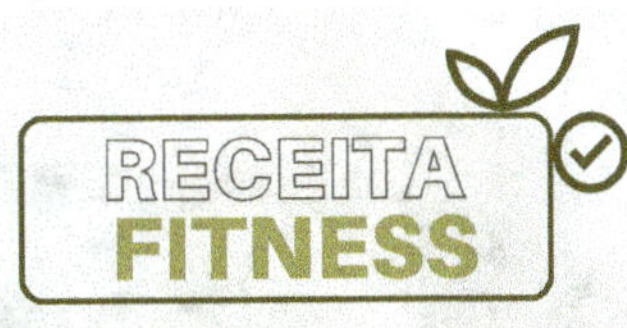

Smoothie
de Abacate e Maça

Ingredientes

- ½ abacate (120 kcal)
- 1 maçã verde (95 kcal)
- 1 copo de água

Modo de Preparo

Bata todos os ingredientes no liquidificador.

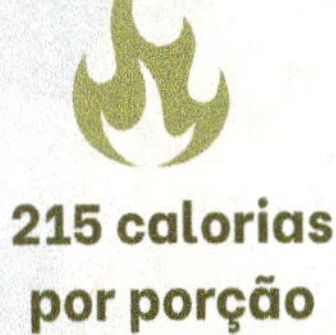

215 calorias por porção

Rende 1 porção

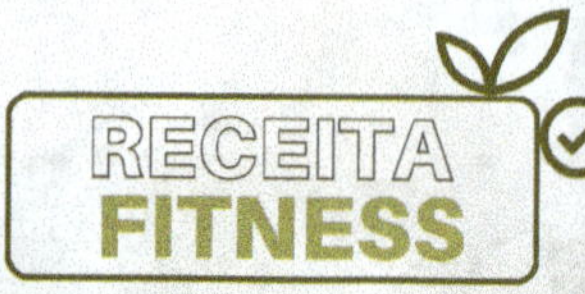

Peixe

Assado com Legumes

Ingredientes

- 150g de filé de tilápia (129 kcal)
- 1 cenoura (25 kcal)
- 1 abobrinha (30 kcal)
- 1 colher de azeite

Modo de Preparo

Tempere o peixe e asse com os legumes fatiados.

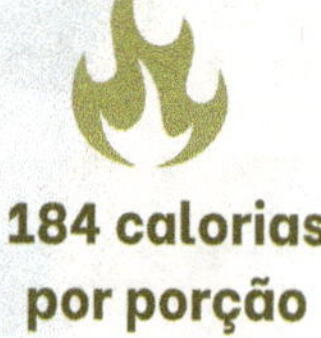

184 calorias por porção

Rende 1 porção

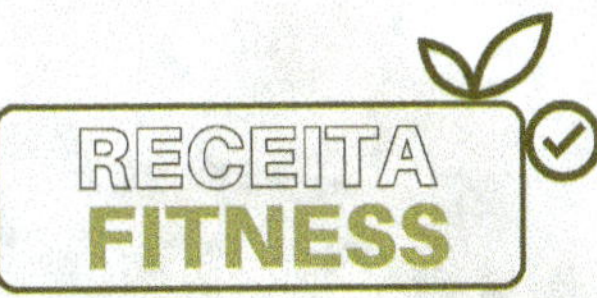

Wrap
de Alface com Frango

- 100g de peito de frango grelhado (165 kcal)
- 4 folhas grandes de alface
- tomate
- pepino
- cenoura ralada.

Grelhe o frango, corte em tiras e enrole nas folhas de alface com os vegetais.

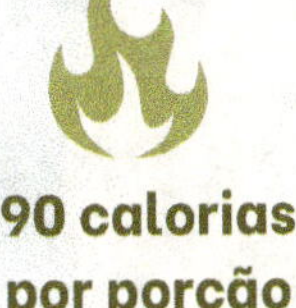

90 calorias por porção

Rende 2 porções

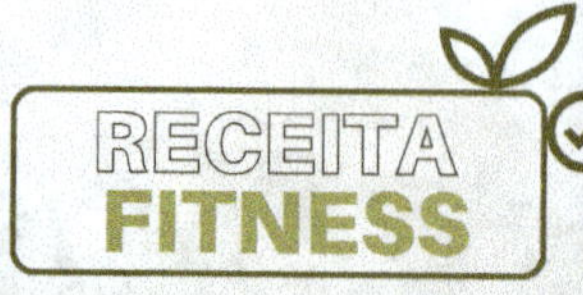

Shake
de Morango

Ingredientes

- 1 copo de leite desnatado (83 kcal)
- 5 morangos (20 kcal)
- 1 colher de chia (60 kcal)

Modo de Preparo

Bata todos os ingredientes no liquidificador.

163 calorias por porção

Rende 1 porção

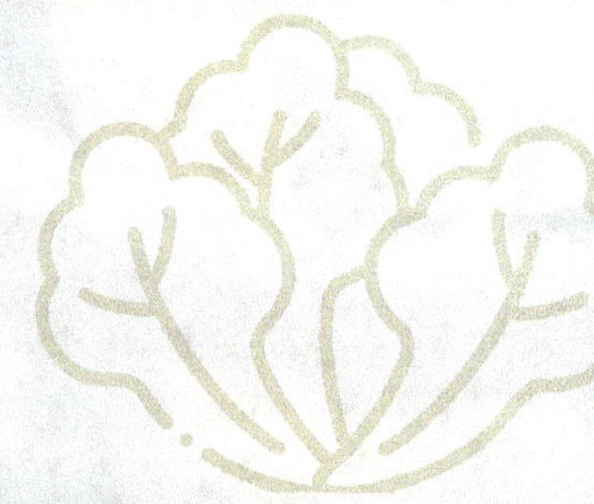

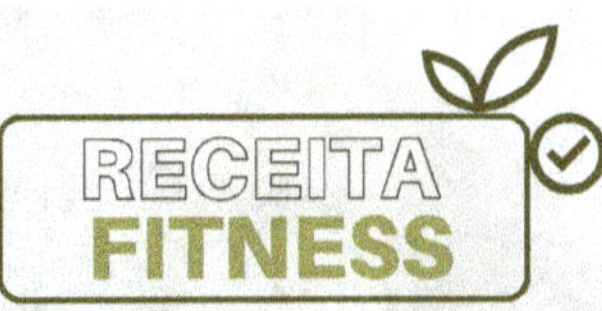

Salada
de Lentilha com Vegetais

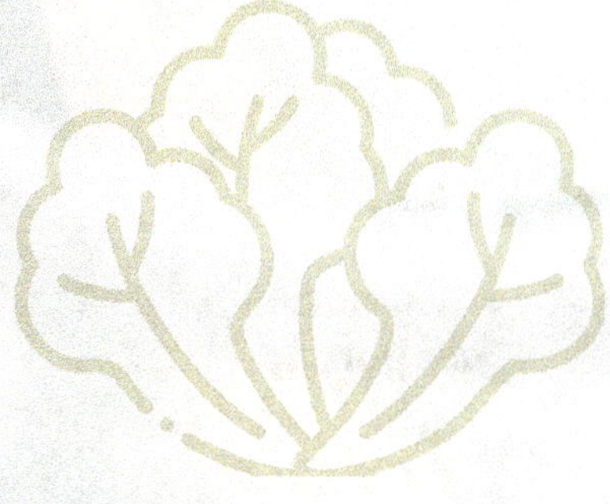

Ingredientes

- 1 xícara de lentilha cozida (230 kcal)
- 1 cenoura ralada
- ½ cebola
- 1 colher de azeite

Modo de Preparo

Misture a lentilha cozida com os vegetais e azeite.

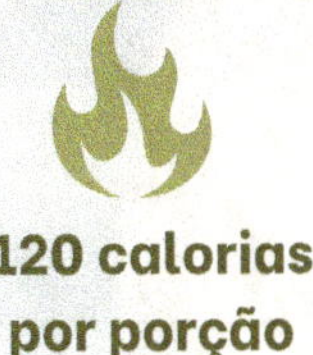

120 calorias por porção

Rende 2 porções

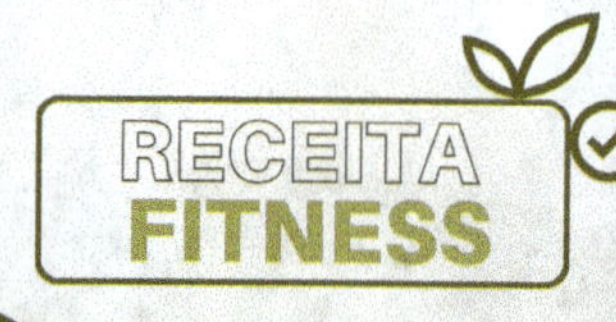

Iogurte
Natural com Frutas

Ingredientes

- 1 copo de iogurte natural (95 kcal)
- 1 banana (89 kcal)
- 1 colher de mel (64 kcal)

Modo de Preparo

Misture o iogurte com a banana fatiada e o mel.

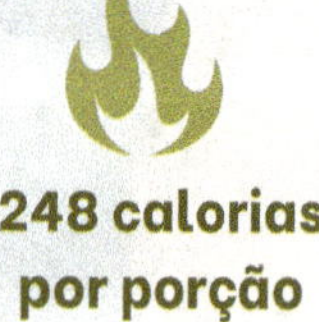

248 calorias por porção

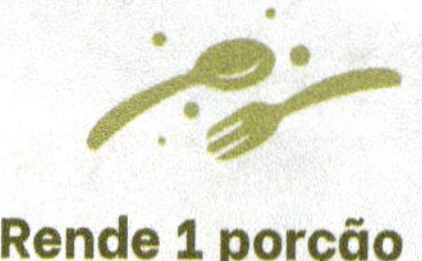

Rende 1 porção

Iogurte
Natural com Frutas

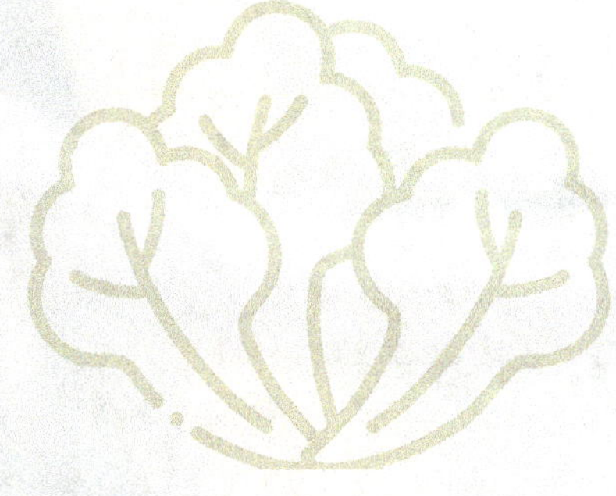

Ingredientes

- 1 copo de iogurte natural (95 kcal)
- 1 banana (89 kcal)
- 1 colher de mel (64 kcal)

Modo de Preparo

Misture o iogurte com a banana fatiada e o mel.

248 calorias por porção

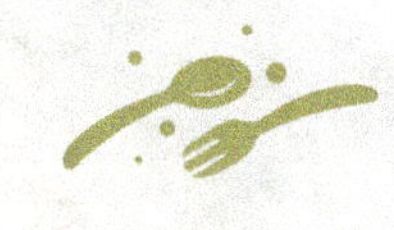

Rende 1 porção

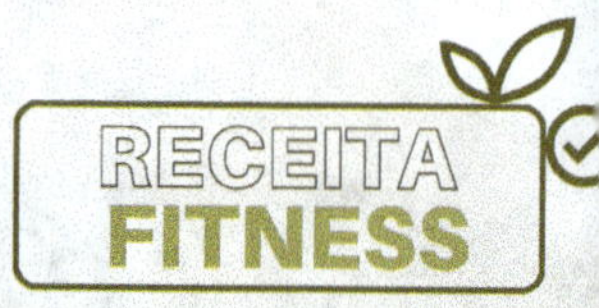

Creme
de Abóbora com Gengibre

Ingredientes

- 300g de abóbora (60 kcal)
- 1 pedaço de gengibre ralado
- 1 colher de azeite

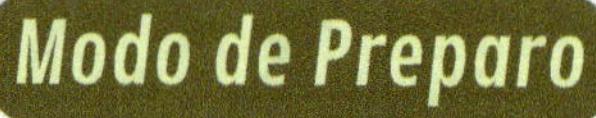

Modo de Preparo

Cozinhe a abóbora e bata no liquidificador com o gengibre e azeite.

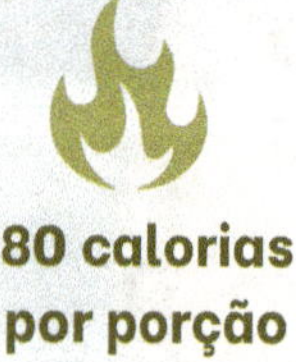

80 calorias por porção

Rende 2 porções

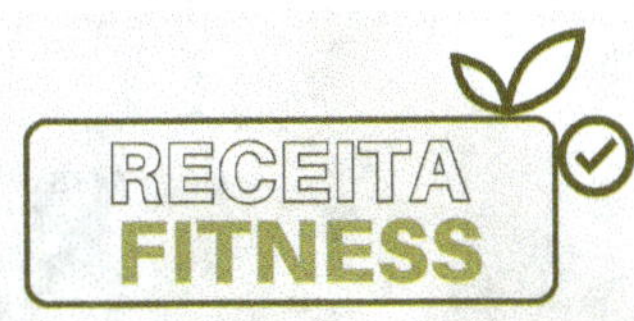

Salmão
Grelhado com Aspargos

Ingredientes

- 150g de salmão (208 kcal)
- 6 aspargos (20 kcal)
- 1 colher de azeite.

Modo de Preparo

Grelhe o salmão e os aspargos com azeite.

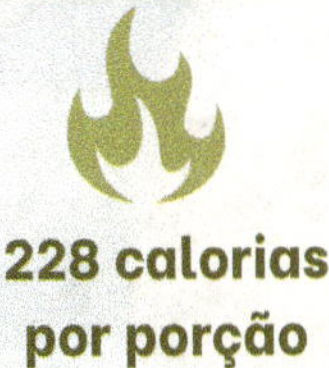

228 calorias por porção

Rende 1 porção

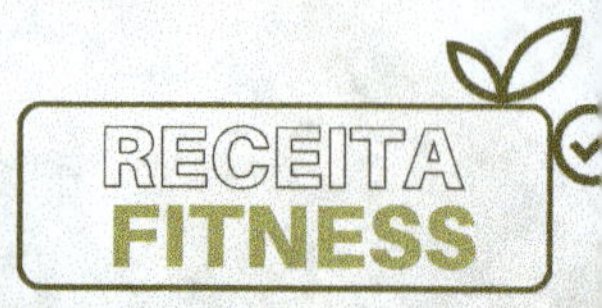

Suco Detox
de Limão e Pepino

Ingredientes

- 1 limão (17 kcal)
- ½ pepino (8 kcal)
- 300ml de água

Modo de Preparo

Bata tudo no liquidificador.

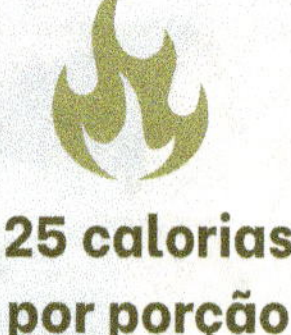

25 calorias por porção

Rende 1 porção

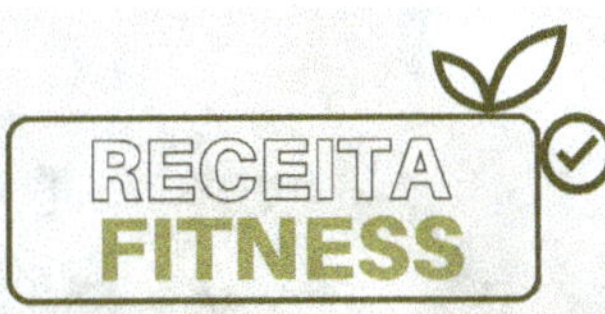

Crepioca
de Frango

Ingredientes

- 1 ovo (68 kcal)
- 1 colher de tapioca (50 kcal)
- 50g de frango desfiado (82 kcal)

Modo de Preparo

Misture o ovo e a tapioca, faça a massa e adicione o frango.

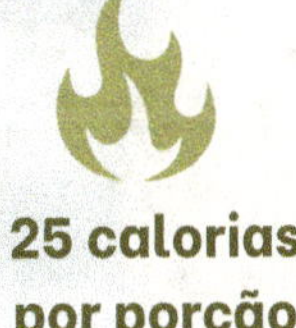

25 calorias por porção

Rende 1 porção

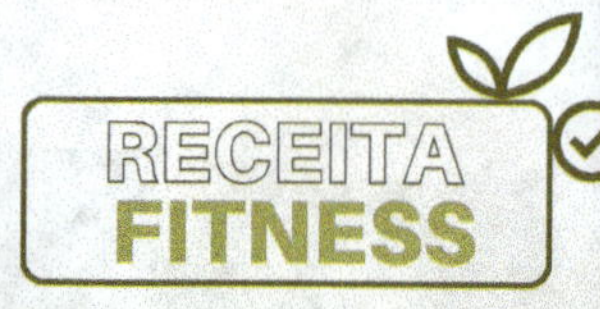

Salada
de Atum

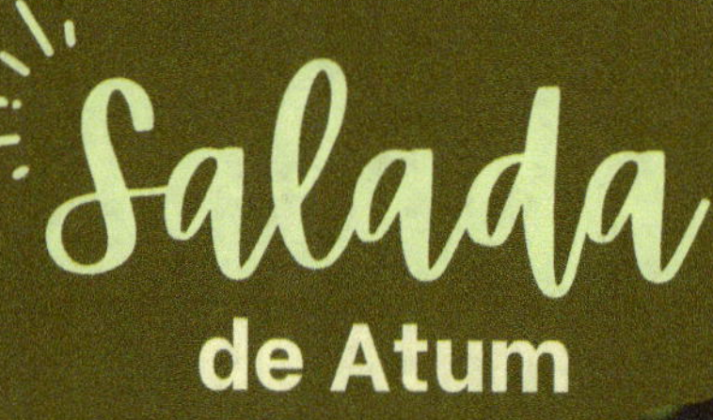

Ingredientes

- 1 lata de atum (110 kcal)
- rúcula
- tomate
- 1 colher de azeite

Modo de Preparo

Misture todos os ingredientes.

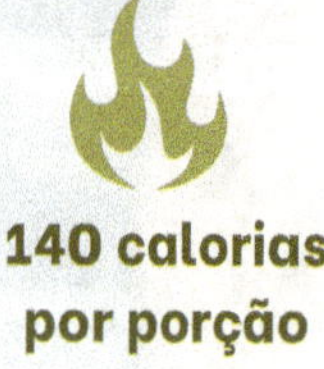

140 calorias por porção

Rende 1 porção

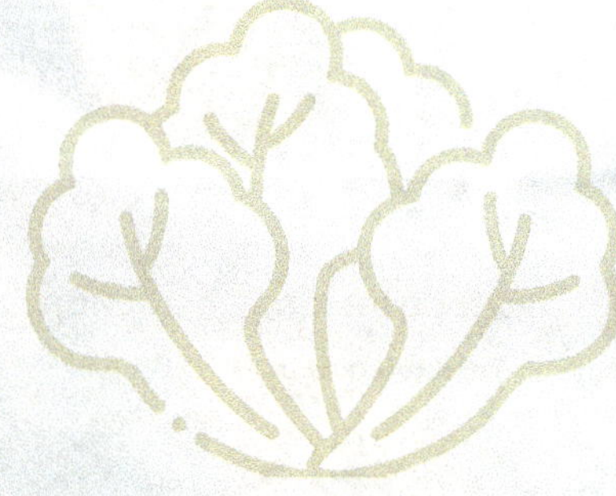

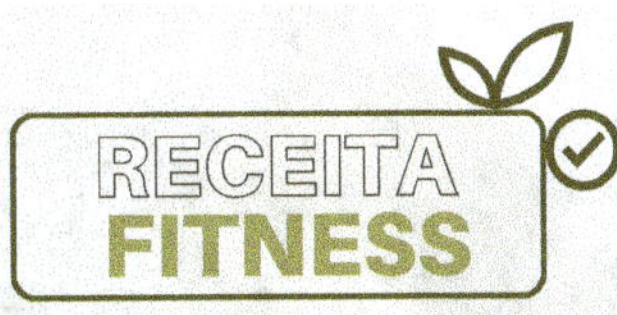

Chá
Verde com Gengibre

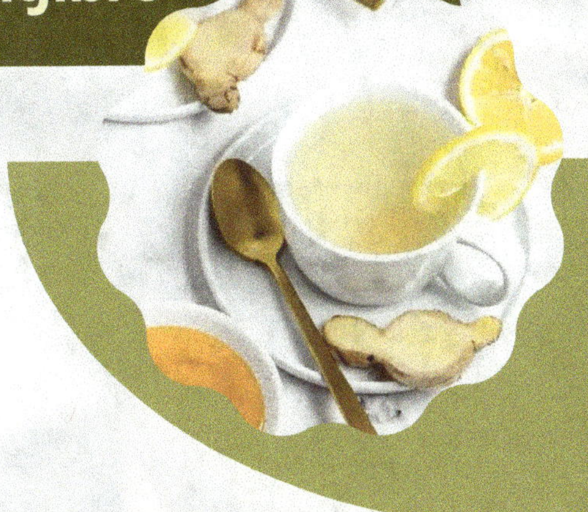

Ingredientes

- 1 xícara de chá verde (2 kcal)
- 1 pedaço de gengibre

Modo de Preparo

Ferva o chá com o gengibre.

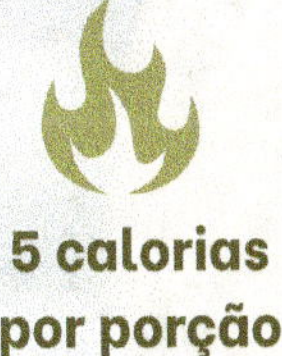

5 calorias por porção

Rende 1 porção

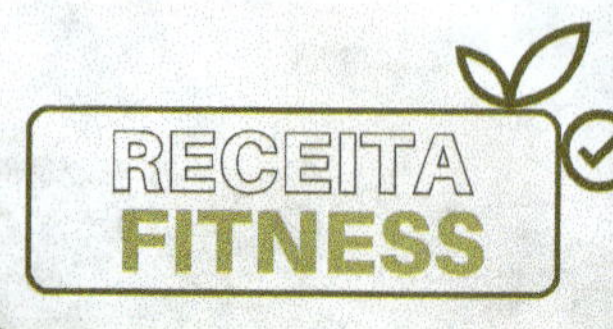

Panqueca
de Banana e Aveia

Ingredientes

- 1 banana (89 kcal)
- 2 colheres de aveia (60 kcal)
- 1 ovo (68 kcal)

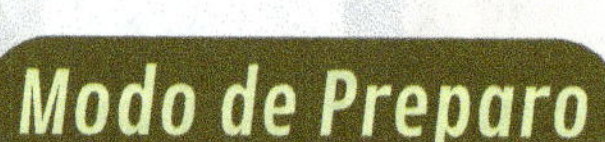

Modo de Preparo

Amasse a banana, misture com a aveia e o ovo, e cozinhe em uma frigideira.

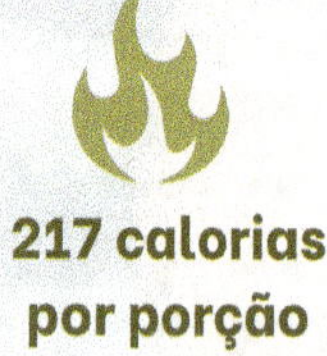

217 calorias por porção

Rende 1 porção

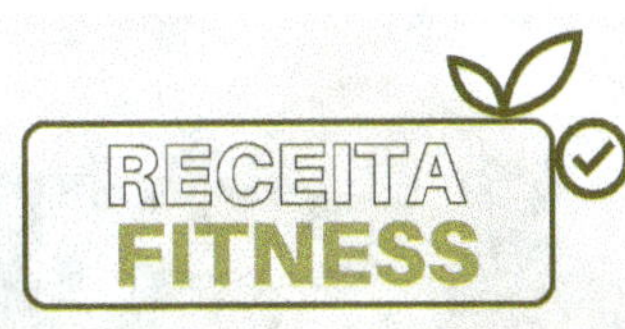

Smoothie
de Abacaxi com Hortelã

Ingredientes

- 1 fatia de abacaxi (42 kcal)
- 1 copo de água de coco (45 kcal)
- hortelã

Modo de Preparo

Bata tudo no liquidificador.

87 calorias por porção

Rende 1 porção

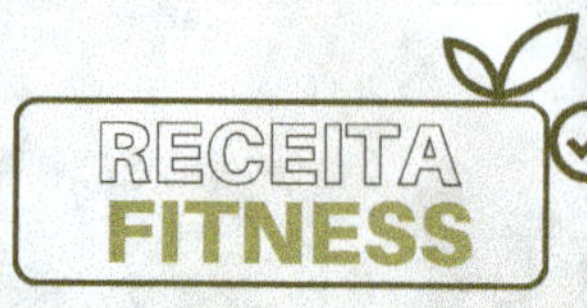

Salada de
Grão-de-Bico com Tomate

Ingredientes

- 1 xícara de grão-de-bico cozido (270 kcal)
- tomate
- pepino
- azeite

Modo de Preparo

Misture todos os ingredientes.

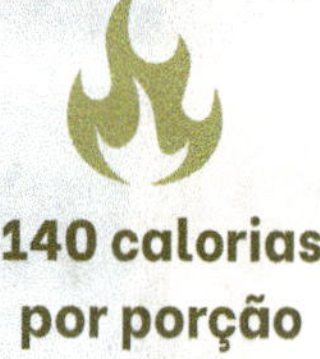

140 calorias por porção

Rende 2 porções

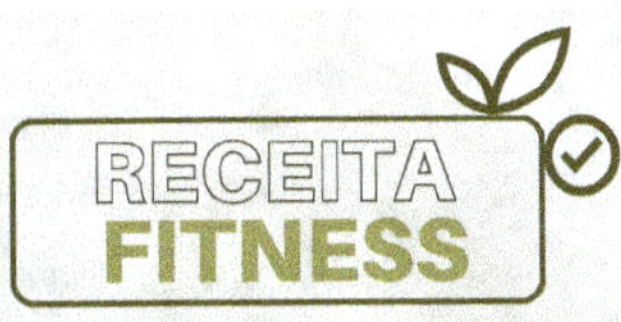

Sopa de
Couve-Flor com Alho-Poró

Ingredientes

- 1 couve-flor (25 kcal)
- 1 alho-poró
- 1 colher de azeite

Modo de Preparo

Cozinhe os ingredientes e bata no liquidificador.

65 calorias por porção

Rende 3 porções

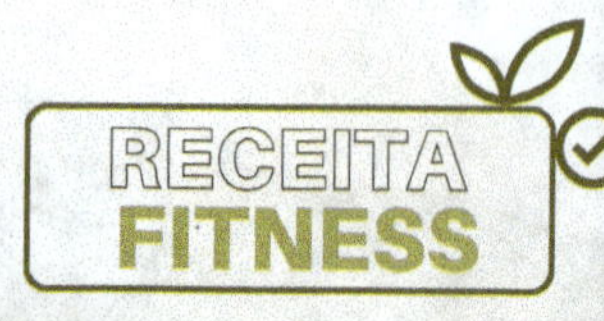

Iorgute
Natural com Sementes de Chia

Ingredientes

- 1 copo de iogurte natural (95 kcal)
- 1 colher de chia (60 kcal)

Modo de Preparo

Misture o iogurte com as sementes.

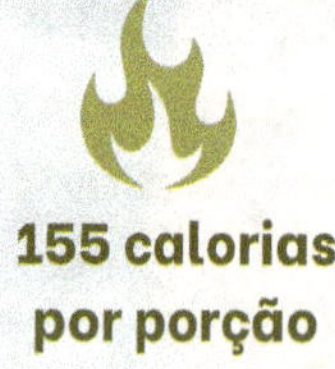

155 calorias por porção

Rende 1 porção

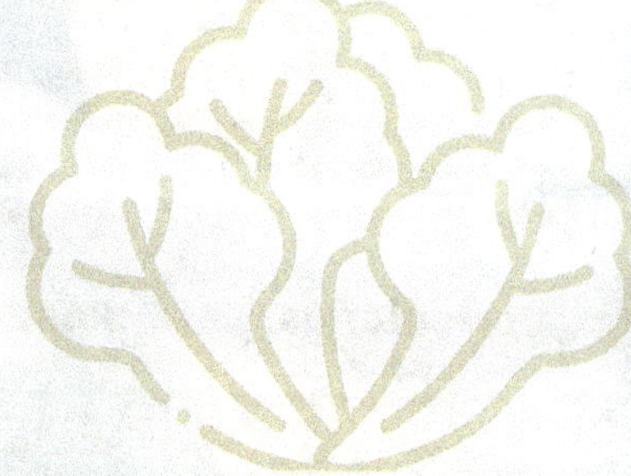

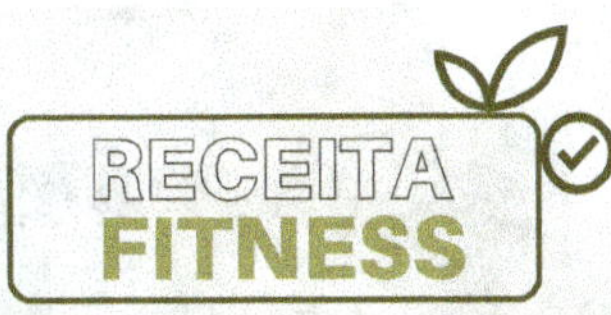

Salada
de Abacate com Tomate

Ingredientes

- ½ abacate (120 kcal)
- 1 tomate (22 kcal)
- cebola roxa
- coentro

Modo de Preparo

Corte os ingredientes e misture.

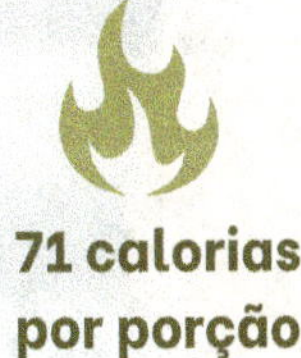

71 calorias por porção

Rende 2 porções

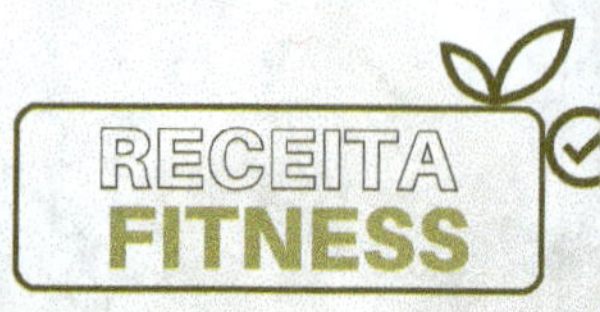

Peito de
Frango ao Limão

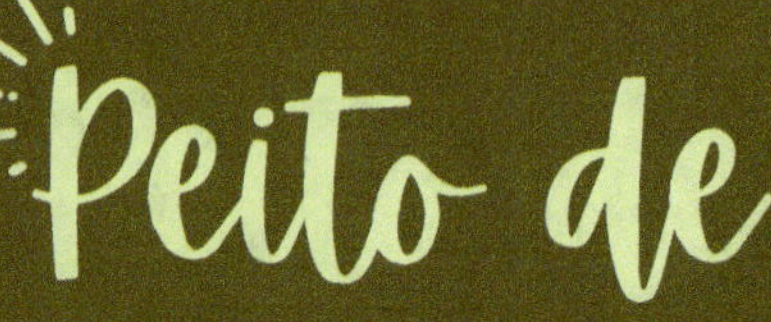

Ingredientes

- 150g de peito de frango (165 kcal)
- suco de 1 limão (17 kcal)
- alho

Modo de Preparo

Marinar e grelhar o frango.

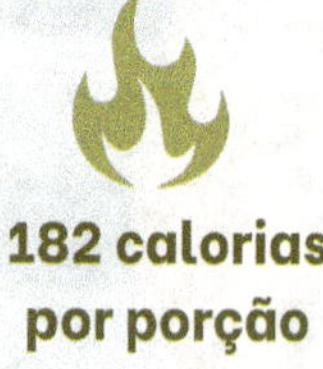

182 calorias por porção

Rende 1 porção

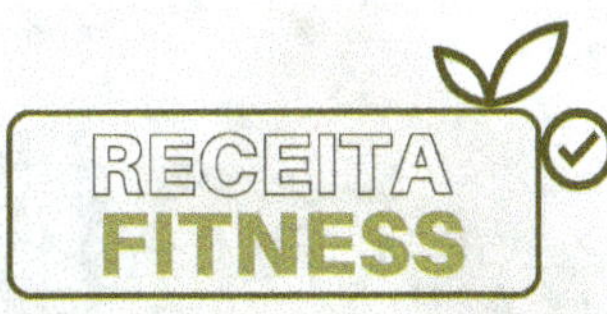

Carne
de Abacate com Limão

Ingredientes

- ½ abacate (120 kcal)
- suco de limão (17 kcal)
- adoçante

Modo de Preparo

Bata o abacate com limão.

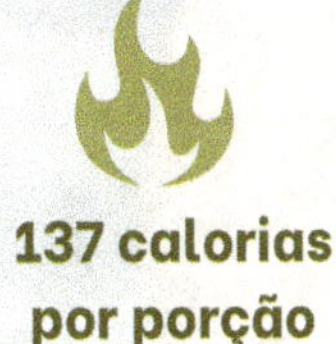

137 calorias por porção

Rende 1 porção

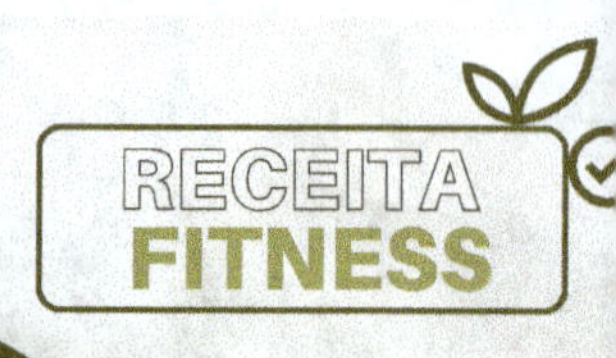

Salada

de Pepino com Iorgute

Ingredientes

- 1 pepino (16 kcal)
- 1 copo de iogurte natural (95 kcal)
- hortelã

Modo de Preparo

Misture pepino e iogurte.

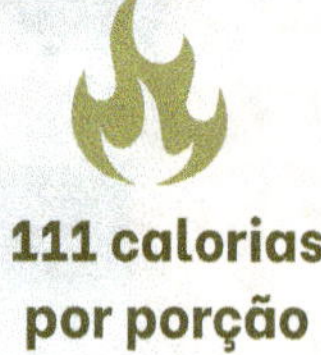

111 calorias por porção

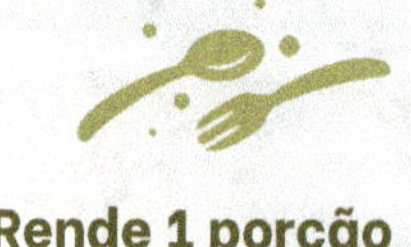

Rende 1 porção

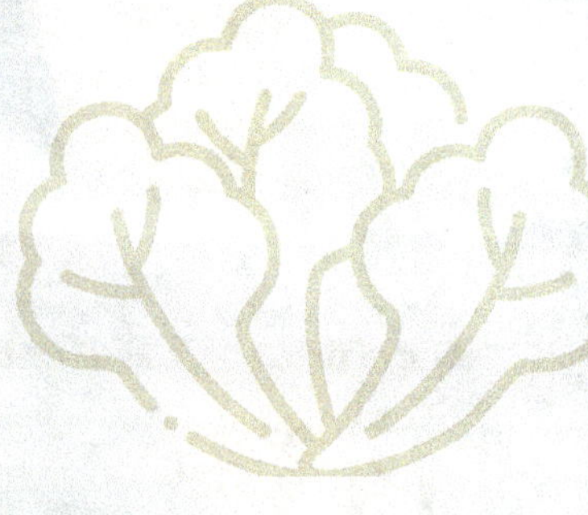

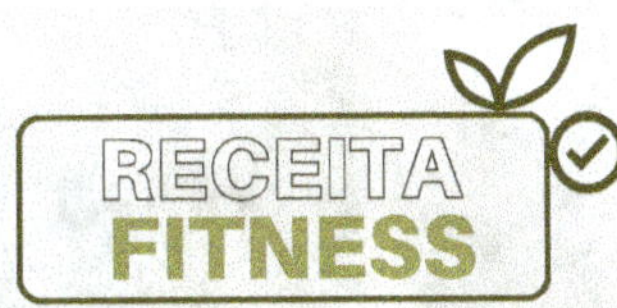

Batata-Doce
Assada com Alecrim

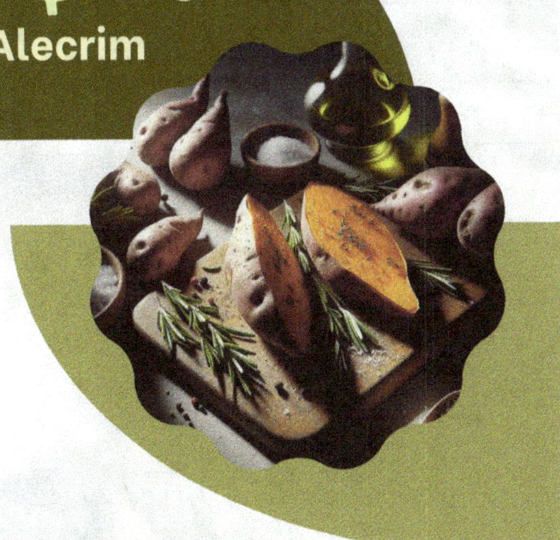

Ingredientes

- 200g de batata-doce (180 kcal)
- alecrim
- azeite

Modo de Preparo

Corte, tempere e asse a batata-doce.

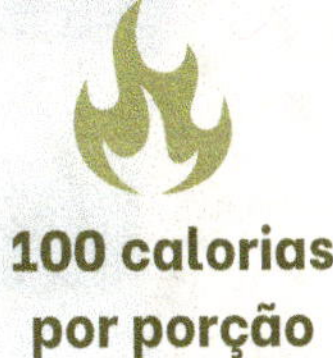

100 calorias por porção

Rende 2 porções

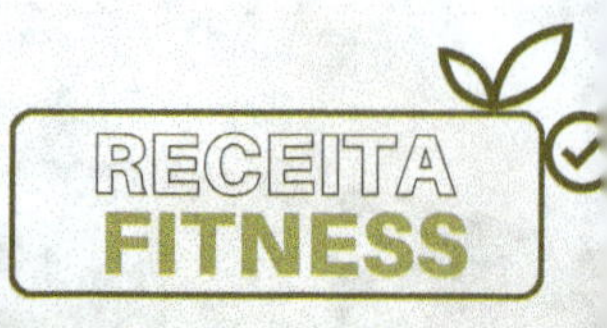

Salada
de Abobrinha com Limão

Ingredientes

- 1 abobrinha (30 kcal)
- suco de 1 limão (17 kcal)
- azeite

Modo de Preparo

Fatie a abobrinha, tempere com limão e azeite.

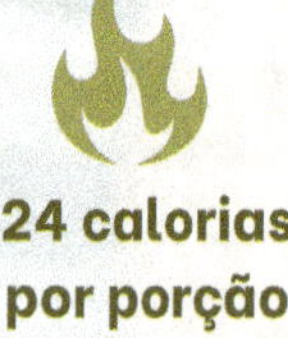

24 calorias por porção

Rende 2 porções

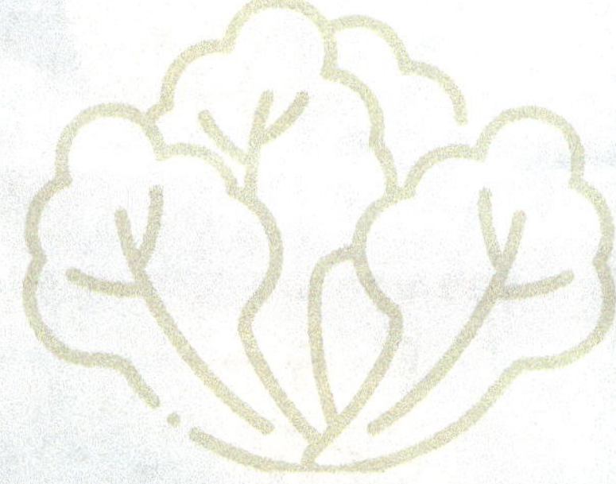

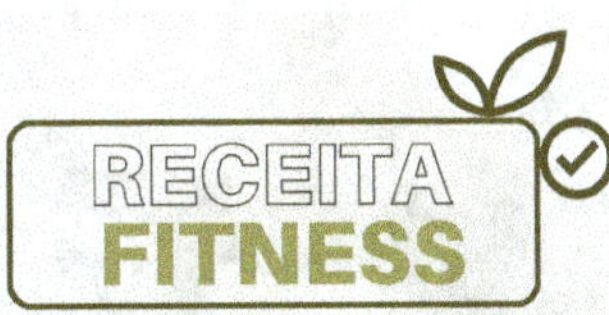

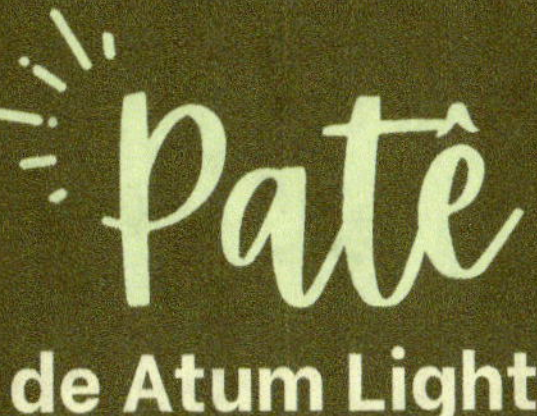

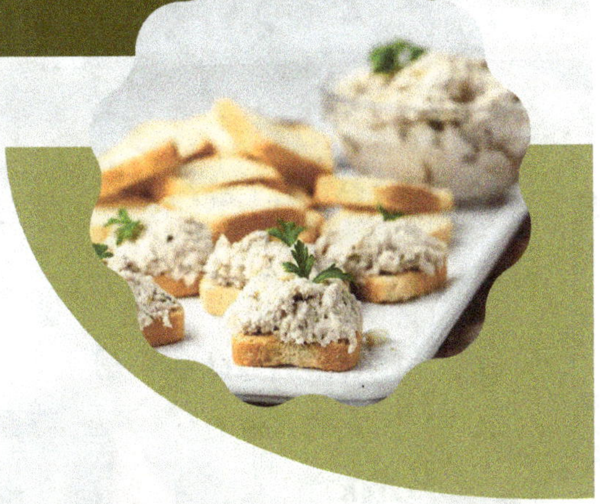

Ingredientes

- 1 lata de atum (110 kcal)
- 1 colher de iogurte desnatado (15 kcal)

Modo de Preparo

Misture o atum com o iogurte.

62 calorias por porção

Rende 2 porções

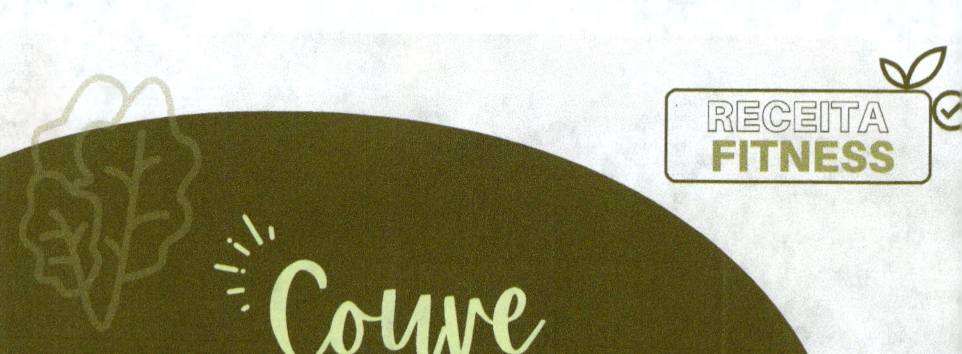

Couve
Refogada com Alho

Ingredientes

- 1 maço de couve (40 kcal)
- 2 dentes de alho
- azeite

Modo de Preparo

Refogue a couve com alho e azeite.

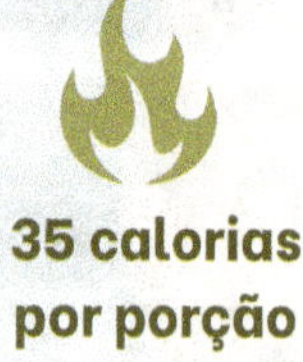

35 calorias por porção

Rende 2 porções

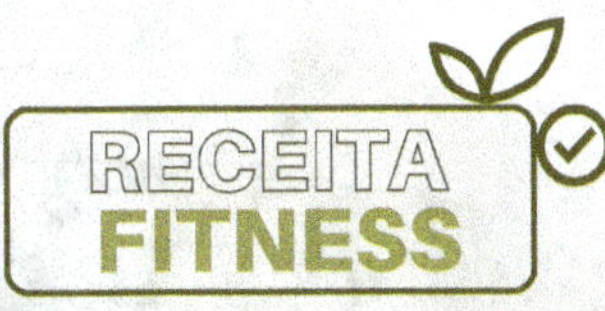

Pudim
de Chia

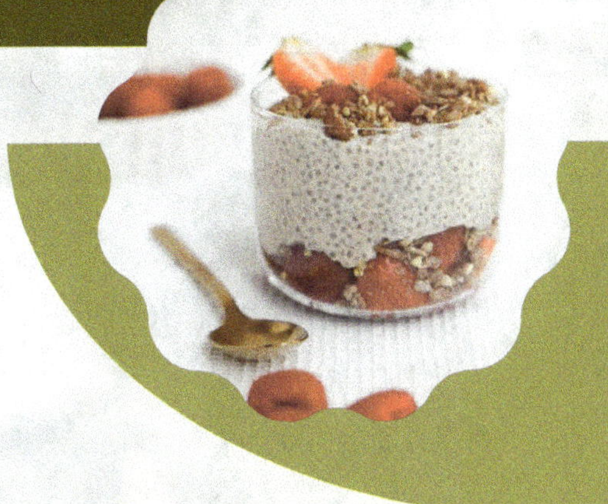

Ingredientes

- 2 colheres de chia (120 kcal)
- 200ml de leite de amêndoas (40 kcal)

Modo de Preparo

Misture os ingredientes e deixe na geladeira.

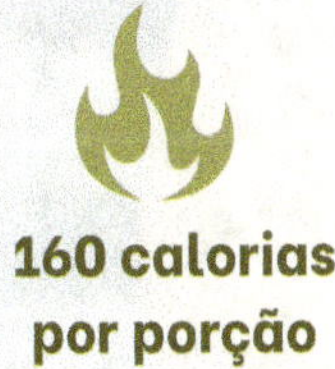

160 calorias por porção

Rende 1 porção

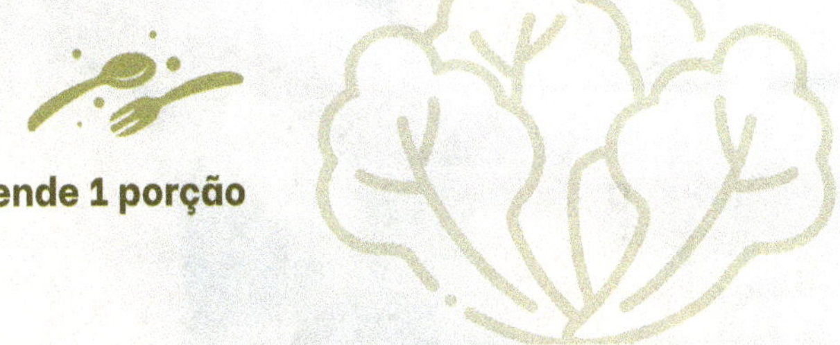

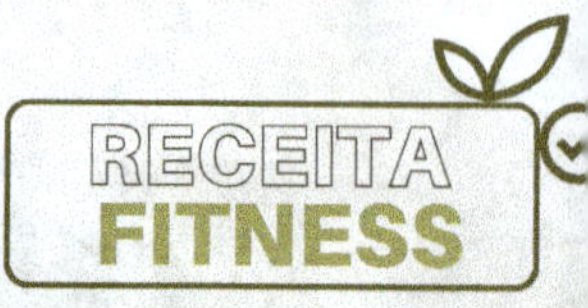

Berinjela

Recheada com Quinoa

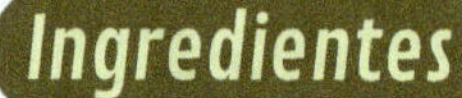

- 1 berinjela (30 kcal)
- ½ xícara de quinoa (111 kcal)
- tomate
- temperos

Modo de Preparo

Recheie a berinjela com quinoa e asse.

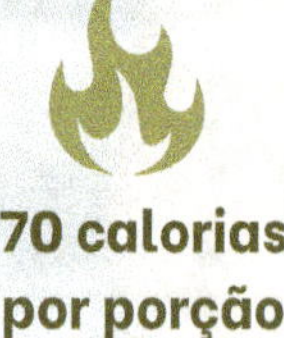

70 calorias por porção

Rende 2 porções

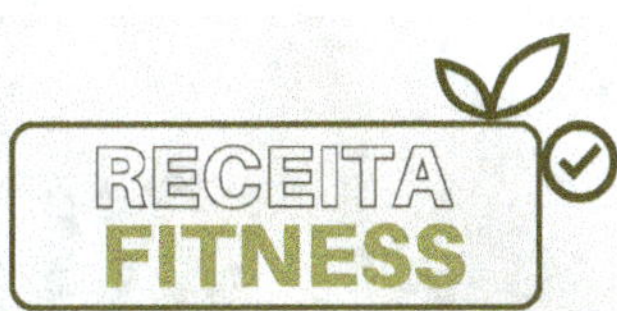

Espaguete
de Abobrinha

Ingredientes

- 1 abobrinha (30 kcal)
- 1 colher de azeite
- molho de tomate

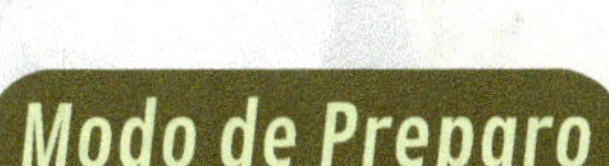

Modo de Preparo

Corte a abobrinha em tiras finas e refogue com o azeite e o molho.

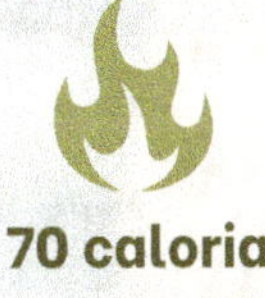

70 calorias por porção

Rende 2 porções

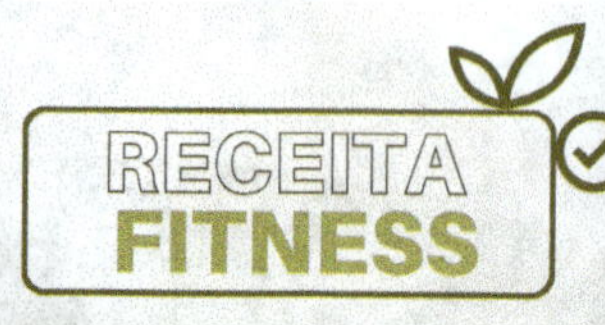

Sopa
de Cenoura e Gengibre

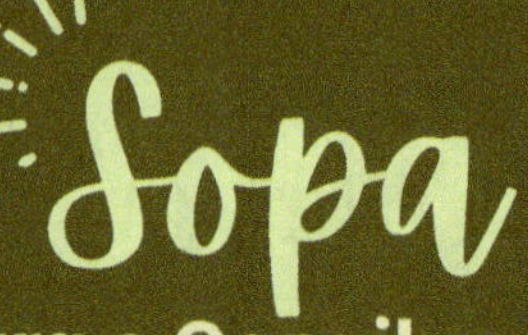

Ingredientes

- 3 cenouras (75 kcal)
- gengibre
- 1 cebola

Modo de Preparo

Cozinhe os ingredientes e bata no liquidificador.

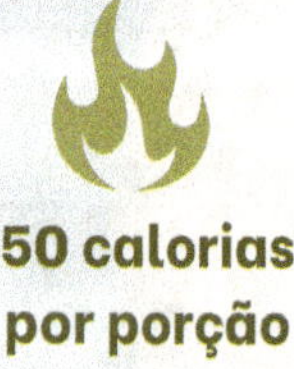

50 calorias por porção

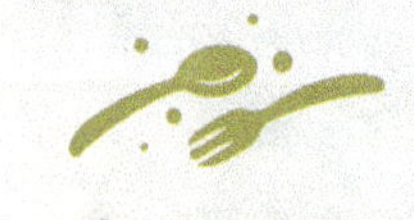

Rende 3 porções

Tapioca
com Queijo Cottage

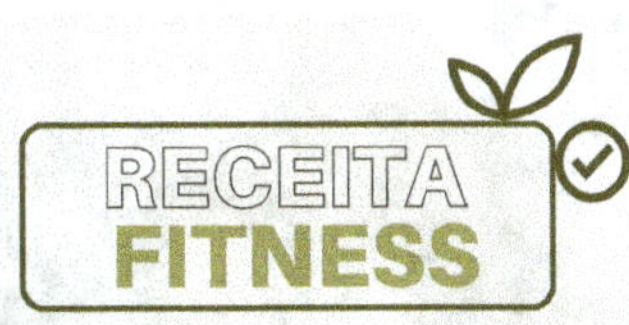

Ingredientes

- 2 colheres de tapioca (100 kcal)
- 2 colheres de queijo cottage (30 kcal).

Modo de Preparo

Prepare a tapioca e recheie com queijo.

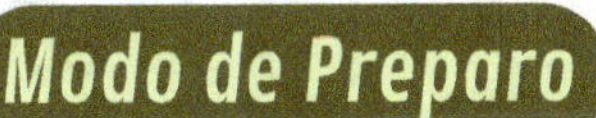

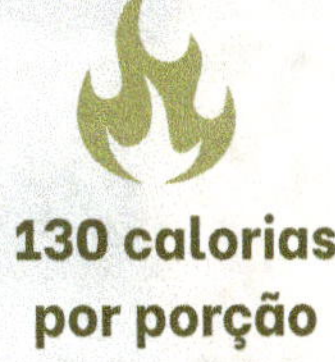

130 calorias por porção

Rende 1 porção

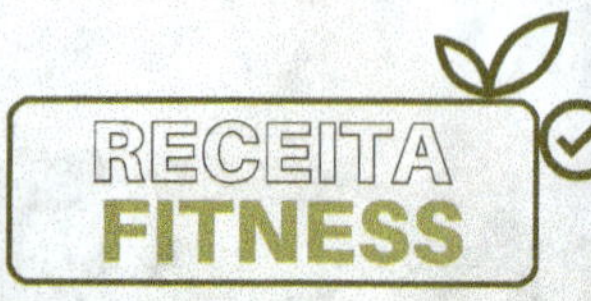

Salada
de Rúcula com Tomate Cereja

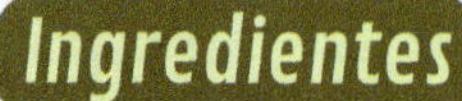

Ingredientes

- Rúcula
- 10 tomates cereja (20 kcal)
- azeite

Modo de Preparo

Misture tudo e sirva.

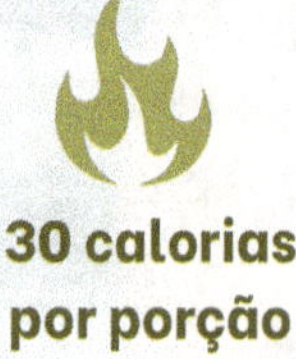

30 calorias por porção

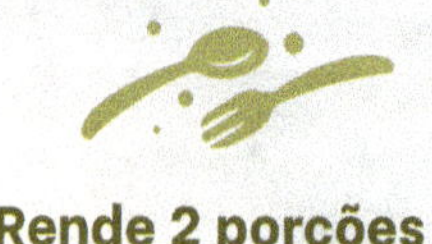

Rende 2 porções

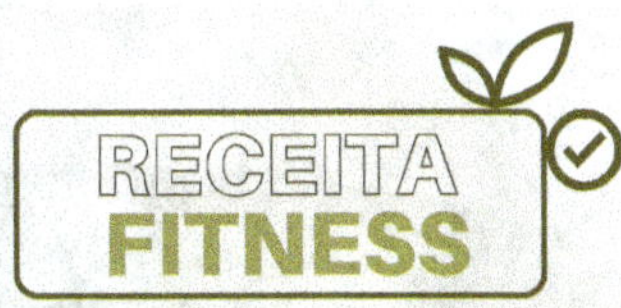

Tapioca
com Espinafre

Ingredientes

- 1 ovo (68 kcal)
- 1 colher de tapioca (50 kcal)
- espinafre refogado

Modo de Preparo

Misture o ovo e a tapioca e adicione o espinafre.

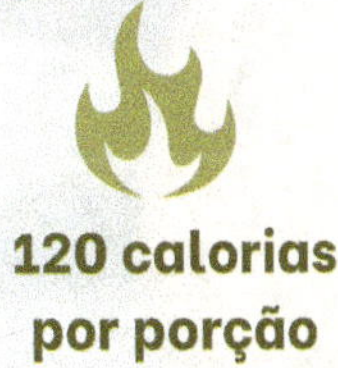

120 calorias por porção

Rende 1 porção

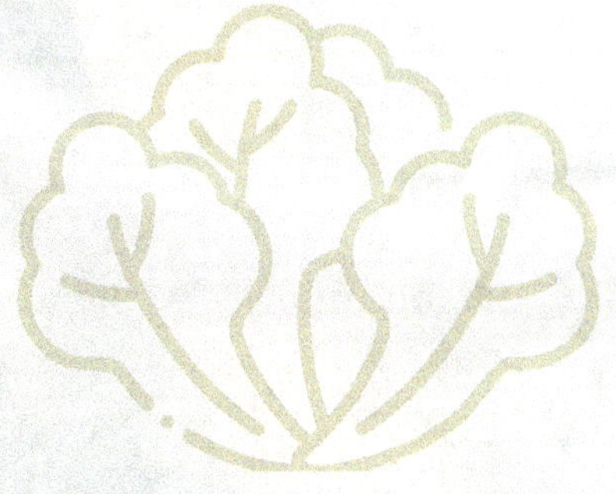

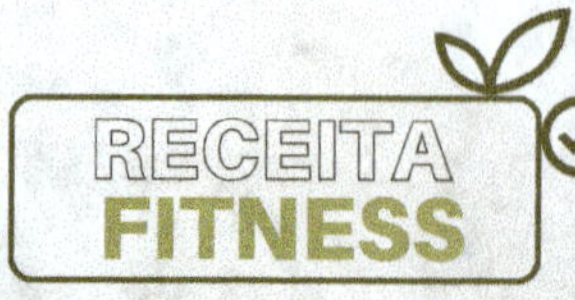

Frango
com Legumes Assados

Ingredientes

- 150g de peito de frango (165 kcal)
- 1 cenoura (25 kcal)
- 1 abobrinha (30 kcal)
- 1 colher de azeite

Modo de Preparo

Tempere o frango e asse com os legumes.

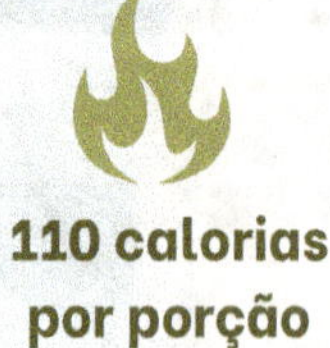

110 calorias por porção

Rende 2 porções

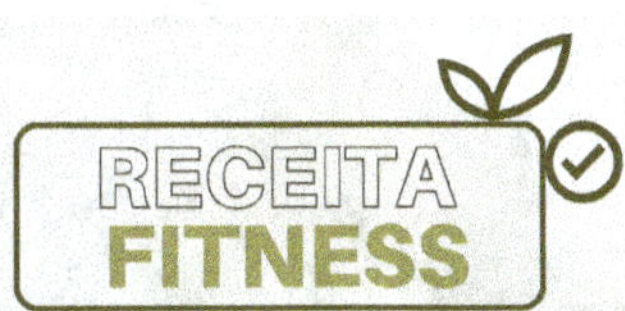

Salada
de Rúcula com Manga

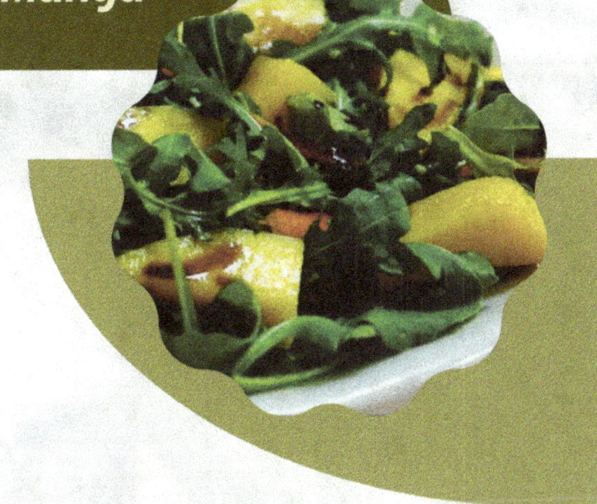

Ingredientes

- Rúcula
- ½ manga (60 kcal)
- azeite

Modo de Preparo

Misture a rúcula com manga fatiada e azeite.

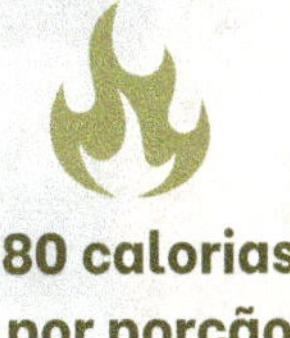

80 calorias por porção

Rende 1 porção

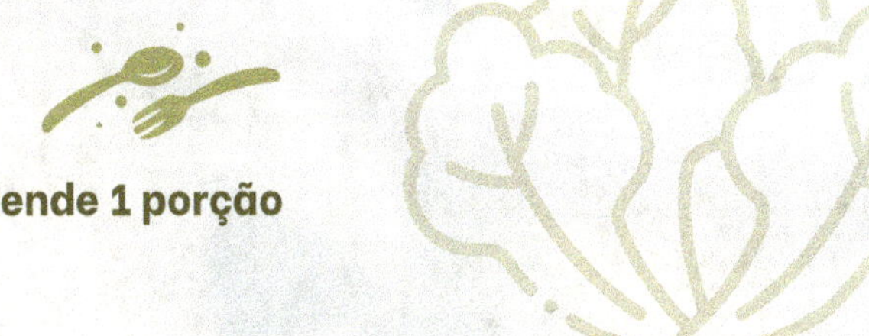

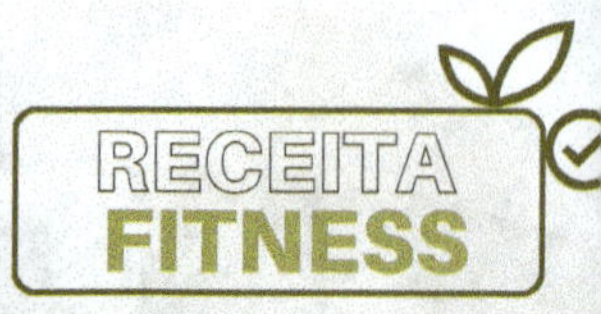

Batata-Doce

Cozida

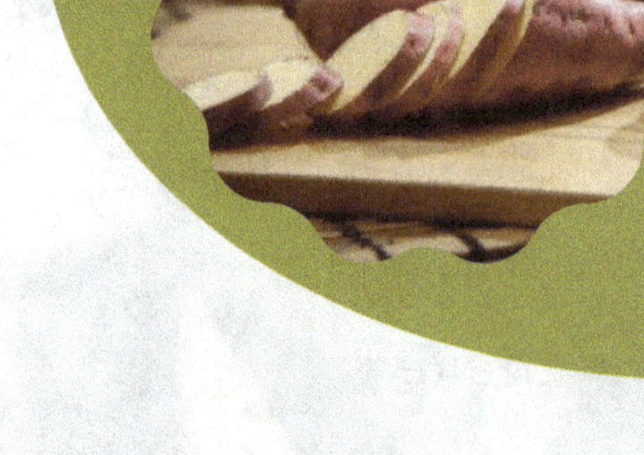

Ingredientes

- 200g de batata-doce (180 kcal)

Modo de Preparo

Cozinhe a batata-doce.

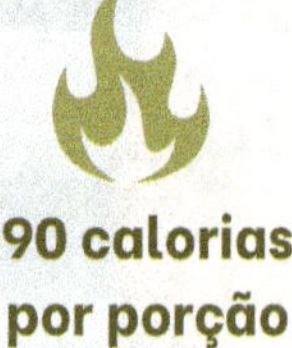

90 calorias por porção

Rende 2 porções

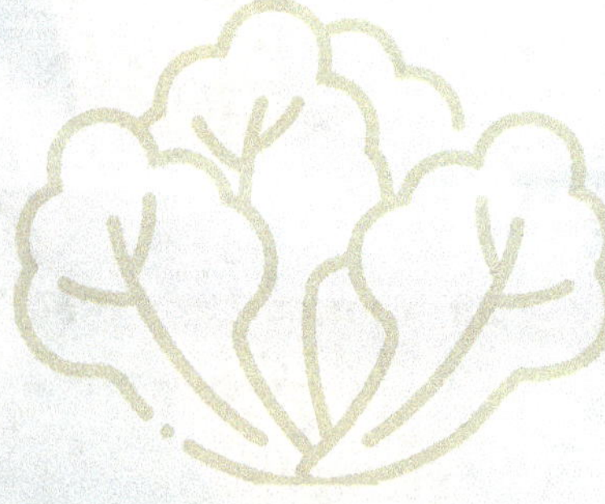

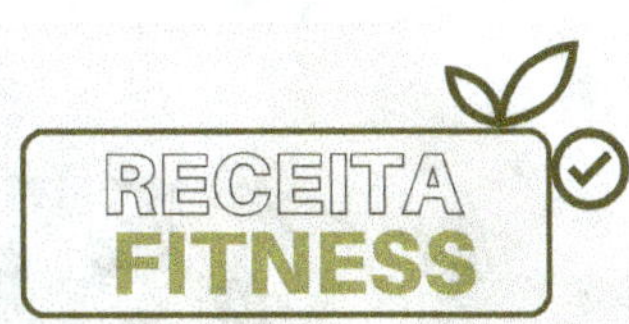

Wrap
de Couve com Frango

Ingredientes

- 1 folha de couve
- 50g de frango desfiado (82 kcal)
- tomate

Modo de Preparo

Recheie a couve com o frango e o tomate.

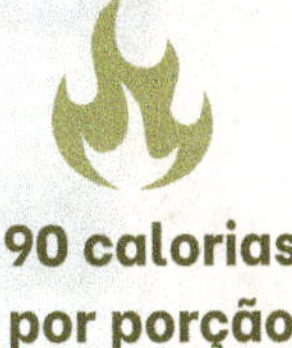

90 calorias por porção

Rende 1 porção

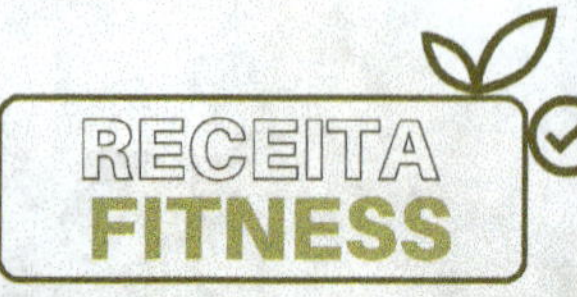

Bolo
de Banana Fit

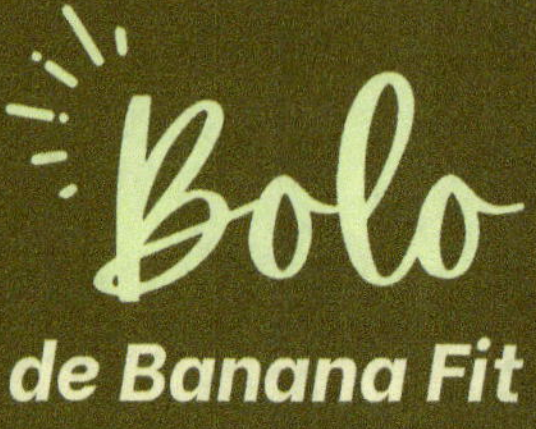

Ingredientes

- 2 bananas (178 kcal)
- 2 ovos (136 kcal)
- 1 colher de aveia (30 kcal).

Modo de Preparo

Misture os ingredientes e asse.

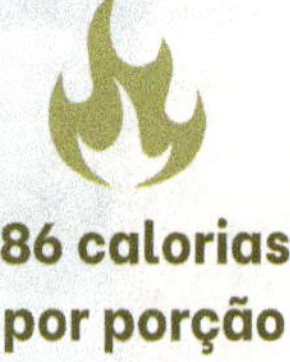

86 calorias por porção

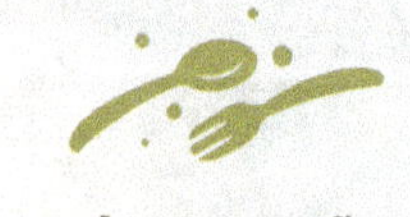

Rende 4 porções

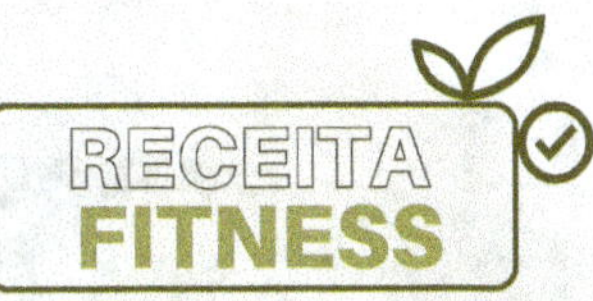

Salada
de Grão-de-Bico e Abacate

Ingredientes

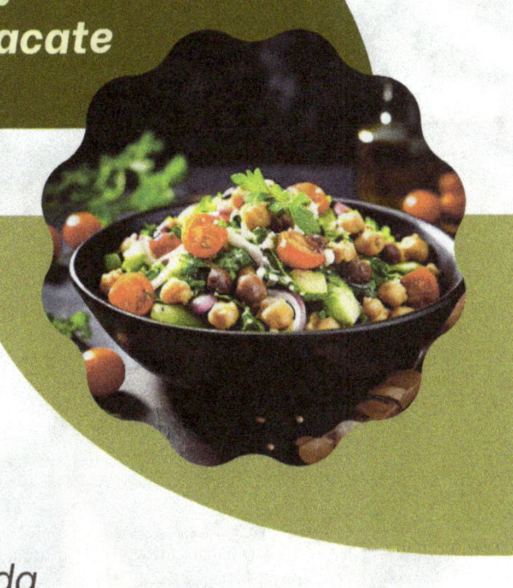

- 1 xícara de grão-de-bico cozido
- 1 abacate pequeno
- 2 tomates picados
- 1 pepino picado
- 1/4 cebola roxa fatiada
- 1/4 xícara de salsinha
- suco de 1 limão
- 1 colher de sopa de azeite
- sal e pimenta a gosto.

Modo de Preparo

Misture todos os ingredientes em uma tigela, tempere com limão, azeite, sal e pimenta a gosto.

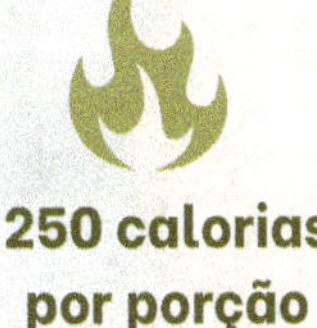

250 calorias por porção

Rende 4 porções

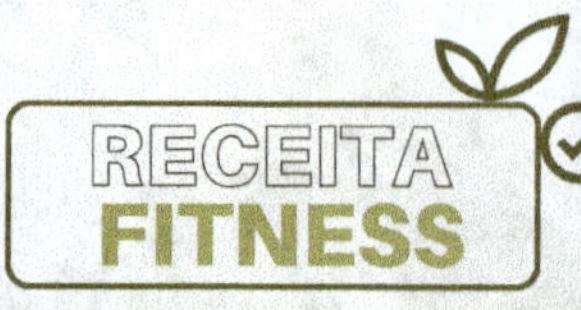

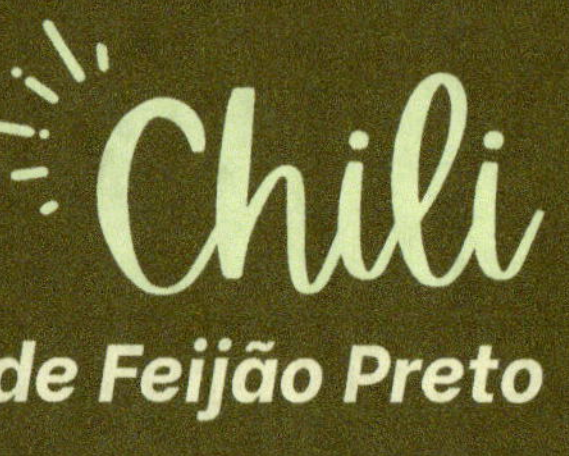

Ingredientes

- 2 xícaras de feijão preto cozido
- 2 tomates picados
- 1 cebola
- 1 pimentão
- 2 dentes de alho
- 1 colher de chá de chili em pó
- 1 colher de chá de cominho
- sal e pimenta a gosto.

Modo de Preparo

Refogue cebola, alho e pimentão. Adicione o tomate e o feijão, tempere com chili em pó e cominho. Cozinhe até os sabores se misturarem bem.

300 calorias por porção

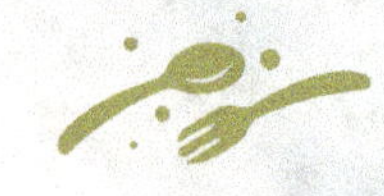

Rende 4 porções

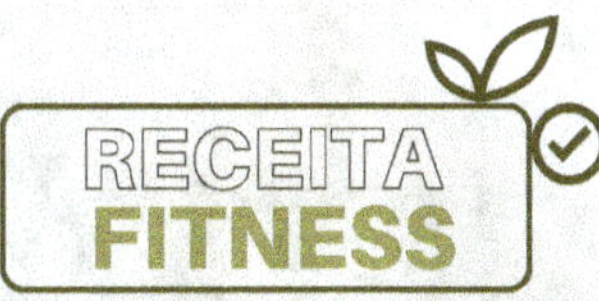

Bowl
de Iorgute com Frutas e Granola

Ingredientes

- 1 xícara de iogurte natural
- 1 xícara de frutas da estação
- 1/2 xícara de granola
- 1 colher de chá de mel

Modo de Preparo

Sirva o iogurte em uma tigela, adicione as frutas cortadas, granola e um fio de mel.

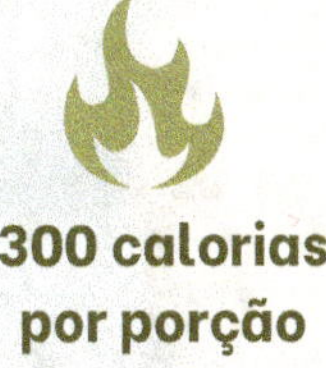

300 calorias por porção

Rende 2 porções

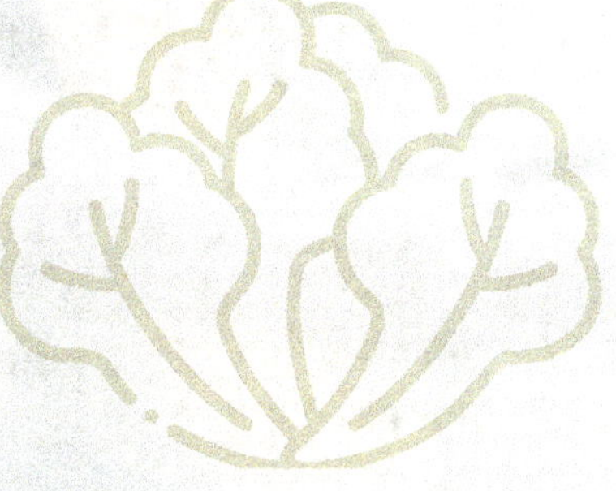

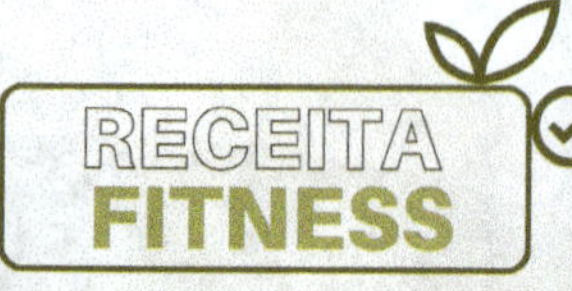

Abobrinha
Recheada

Ingredientes

- 4 abobrinhas cortadas ao meio
- 250g de carne moída magra
- 2 tomates picados,
- cebola
- 2 dentes de alho
- ervas a gosto
- sal e pimenta a gosto.

Modo de Preparo

Refogue a carne com cebola, alho e tomate. Recheie as abobrinhas e asse até ficarem macias.

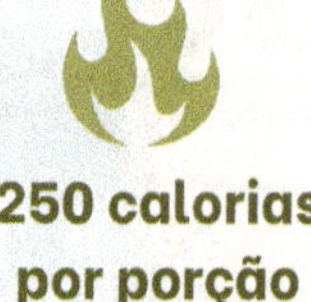

250 calorias por porção

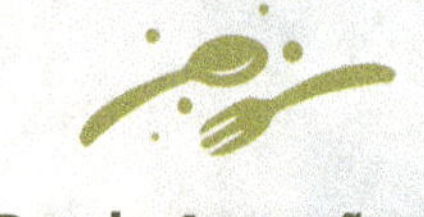
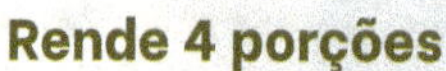

Rende 4 porções

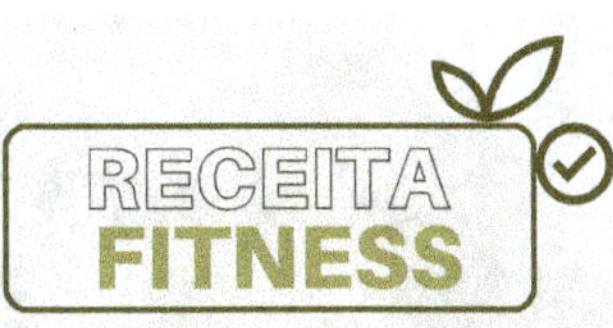

Smoothie
Verde Detox

Ingredientes

- 2 xícaras de espinafre
- 1 maçã verde
- 1/2 pepino
- suco de 1 limão
- 1 colher de chá de gengibre fresco ralado
- 1 xícara de água ou água de coco.

Modo de Preparo

Bata todos os ingredientes no liquidificador até obter uma mistura homogênea.

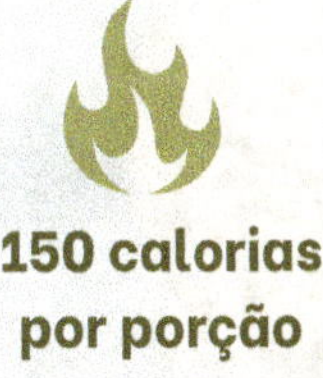

150 calorias por porção

Rende 2 porções

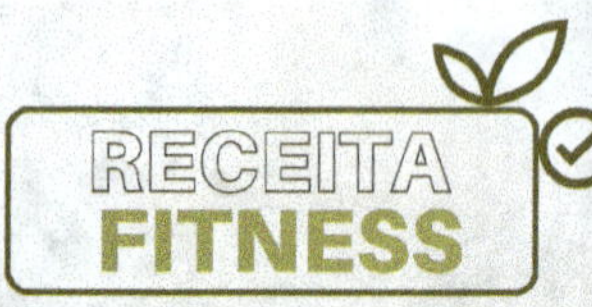

Salmon
ao Forno com Aspargos

Ingredientes

- 4 filés de salmão (150g cada)
- 1 maço de aspargos
- suco de 1 limão
- 1 colher de sopa de azeite
- sal e pimenta a gosto.

Modo de Preparo

Tempere os filés de salmão com suco de limão, azeite, sal e pimenta. Coloque em uma assadeira e disponha os aspargos ao redor e coloque assar a 200°C de 15-20 min.

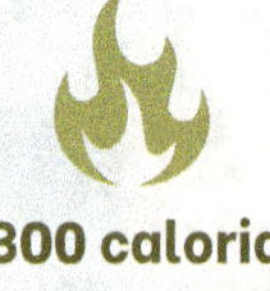

300 calorias por porção

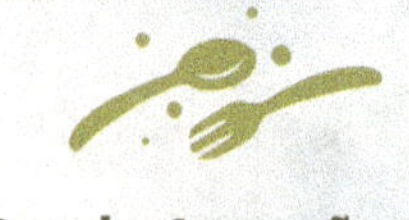

Rende 4 porções

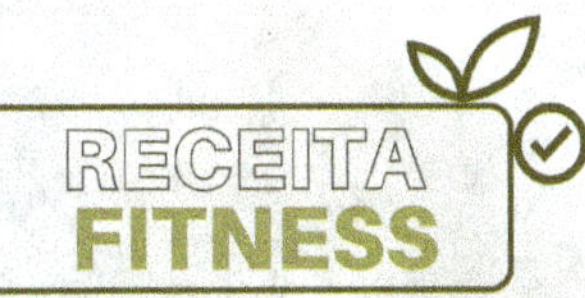

Arroz
de Couve-Flor com Legumes

Ingredientes

- 1 cabeça de couve-flor ralada
- 1 cenoura picada
- 1/2 xícara de ervilhas
- 1/2 cebola picada
- 2 dentes de alho picados
- 1 colher de sopa de azeite
- sal e pimenta a gosto

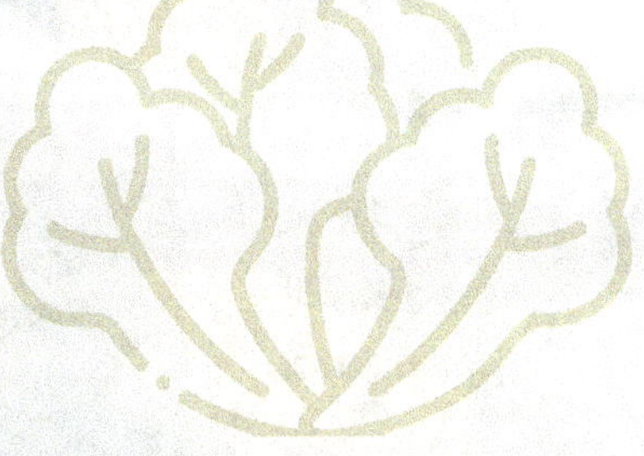

Modo de Preparo

Refogue a cebola e o alho, acressente cenoura e as ervilhas e depois a couve-flor e cozinhe por mais 5-7 minutos. Tempere com sal e pimenta.

180 calorias por porção

Rende 4 porções

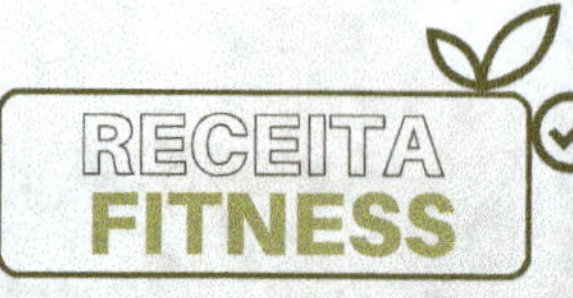

Bolinho
de Couve-Flor

Ingredientes

- 1 cabeça de couve-flor
- 1/4 xícara de farinha de amêndoas
- 1 ovo
- 1/4 xícara de queijo ralado (opcional)
- sal e pimenta a gosto

Modo de Preparo

Cozinhe a couve-flor depois amasse e misture com a farinha de amêndoas, ovo, queijo, sal e pimenta. Forme bolinhos e coloque em uma assadeira (200°C por 20-25 min.)

100 calorias por porção

Rende 4 porções

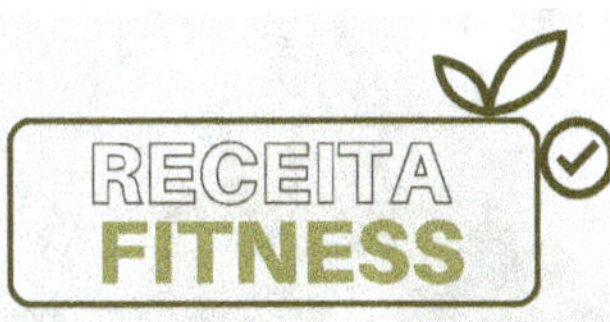

Tacos
com Alface com Carne Moída

Ingredientes

- 250g de carne moída magra
- 8 folhas de alface grandes
- 1/2 cebola picada
- 1 tomate picado
- 1/2 pimentão picado
- 1 colher de chá de cominho
- 1 colher de chá de chili em pó
- sal e pimenta a gosto

Modo de Preparo

Refogue a cebola. Adicione a carne moída. Tempere com cominho, chili em pó, sal e pimenta. Monte os tacos colocando a carne moída nas folhas de alface e cubra com tomate e pimentão picados.

250 calorias por porção

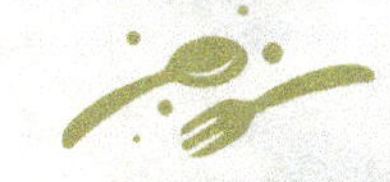

Rende 4 porções

frango
ao Curry com Leite de Coco Light

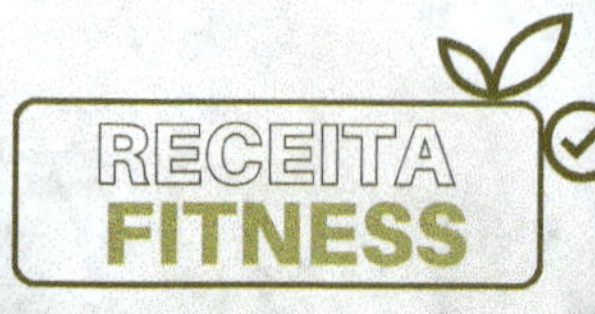

Ingredientes

- 200 g de peito de frango em cubos
- 1 colher de chá de curry
- 100 ml de leite de coco light
- 1/2 cebola picada
- 1 colher de sopa de azeite

Modo de Preparo

Aqueça o azeite e refogue a cebola. Adicione o frango e cozinhe até dourar. Acrescente o curry e o leite de coco. Cozinhe por 5 minutos.

220 calorias por porção

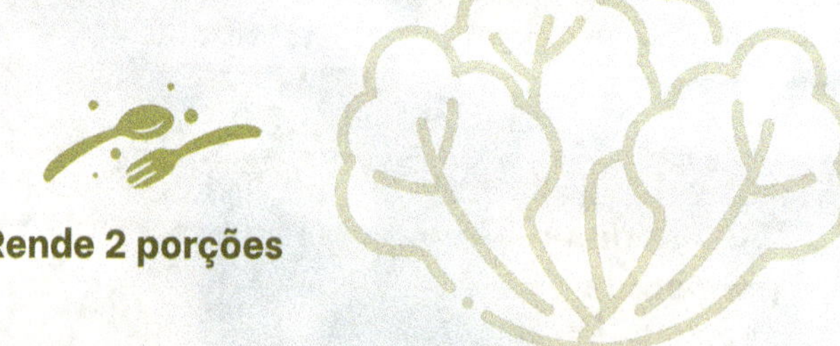

Rende 2 porções

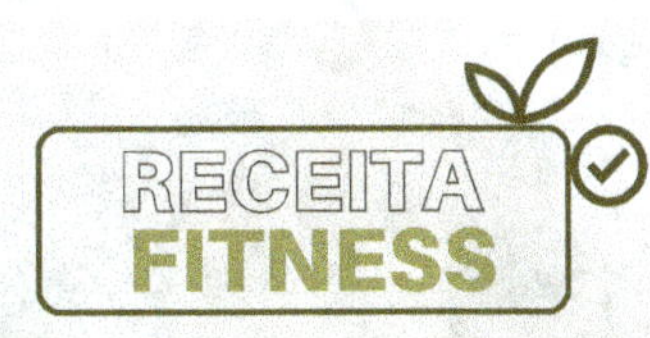

Batata-Doce

Recheada com Cottage e Espinafre

Ingredientes

- 2 batatas-doces médias
- 1/2 xícara de queijo cottage
- 1 xícara de espinafre refogado

Modo de Preparo

Asse as batatas-doces até ficarem macias. Corte ao meio, retire parte da polpa e misture com o cottage e o espinafre. Recheie as batatas e leve ao forno por 10 minutos.

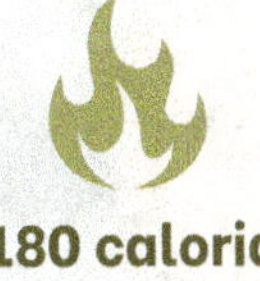

180 calorias por porção

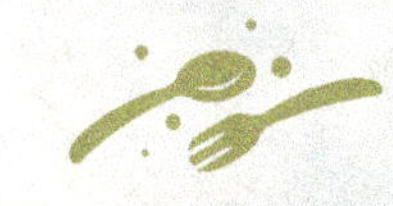

Rende 2 porções

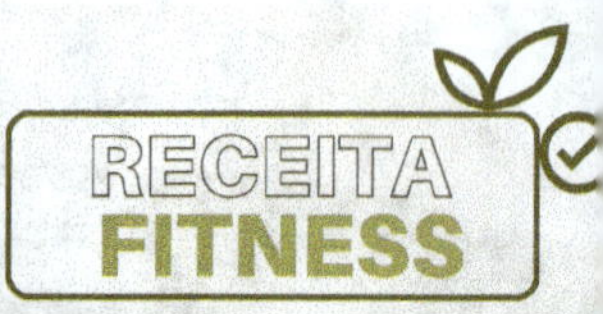

Salada
de Grão-de-Bico com Frango e Hortelã

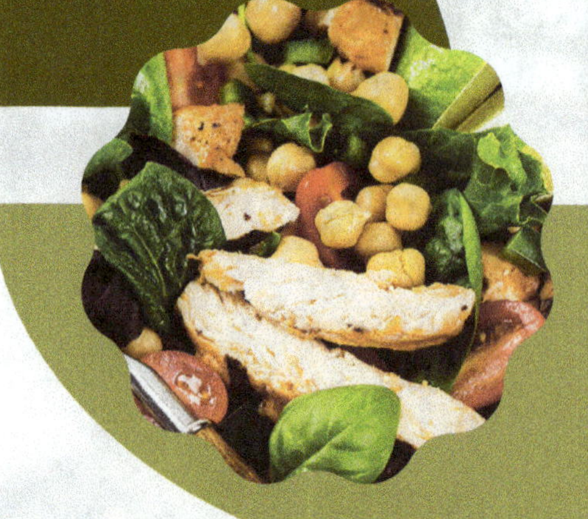

Ingredientes

- 1 xícara de grão-de-bico cozido
- 100 g de frango desfiado
- Hortelã fresca a gosto
- Suco de 1/2 limão

Modo de Preparo

Misture todos os ingredientes em uma tigela. Tempere com sal, azeite e o suco de limão.

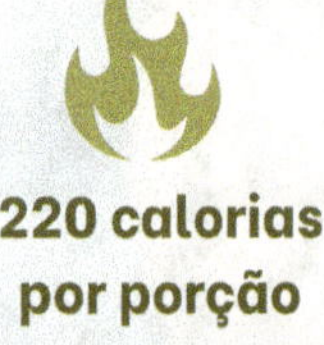

220 calorias por porção

Rende 2 porções

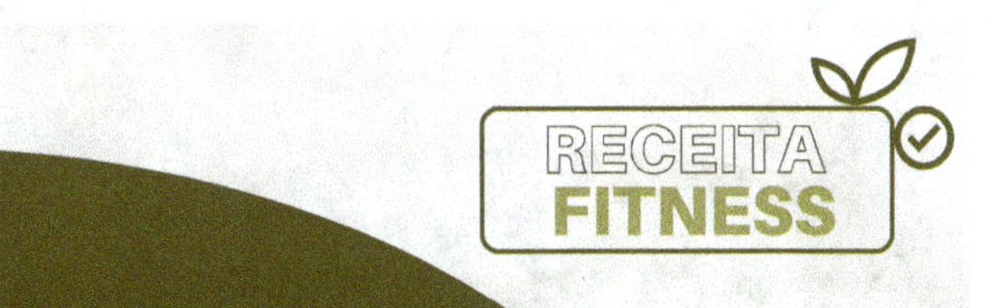

Quiche

Fit de Brócolis e Ricota

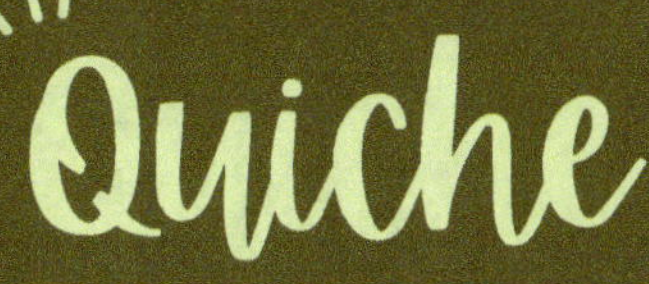

Ingredientes

- 2 ovos
- 1/2 xícara de ricota
- 1 xícara de brócolis cozidos e picados

Modo de Preparo

Bata os ovos e misture com a ricota e o brócolis. Coloque em forminhas e asse a 180°C por 20 minutos.

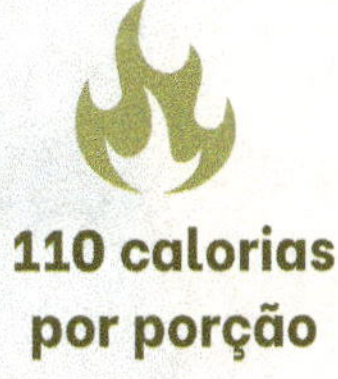

110 calorias por porção

Rende 4 porções

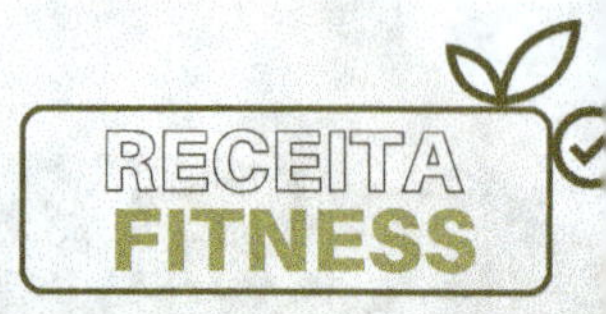

Espetinhos
de Legumes com Tofu

Ingredientes

- 200 g de tofu em cubos
- 1 pimentão em pedaços
- 1 abobrinha em rodelas

Modo de Preparo

Monte espetinhos alternando os legumes e o tofu. Grelhe em uma frigideira com um fio de azeite.

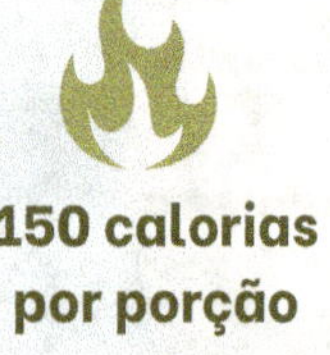

150 calorias por porção

Rende 2 porções

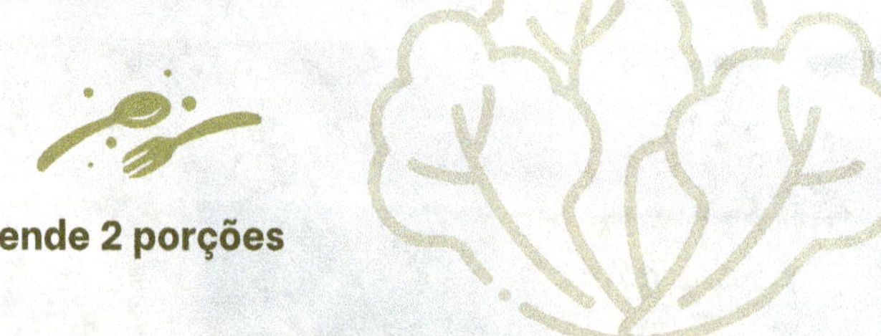

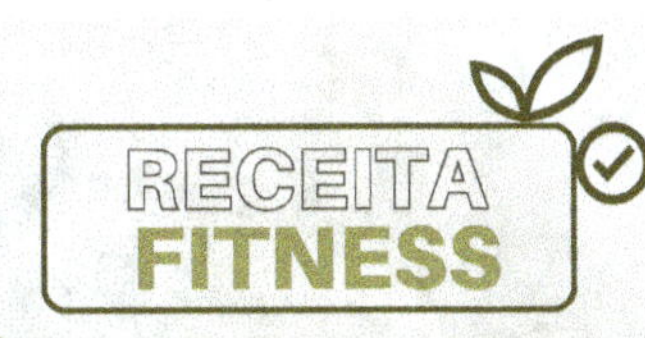

Hamburguer
de Lentilha

Ingredientes

- 1 xícara de lentilha cozida
- 1 colher de sopa de farinha de aveia
- 1 dente de alho picado

Modo de Preparo

Amasse as lentilhas e misture com os outros ingredientes. Modele hambúrgueres e grelhe em uma frigideira antiaderente.

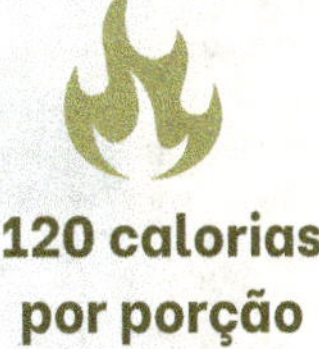

120 calorias por porção

Rende 4 porções

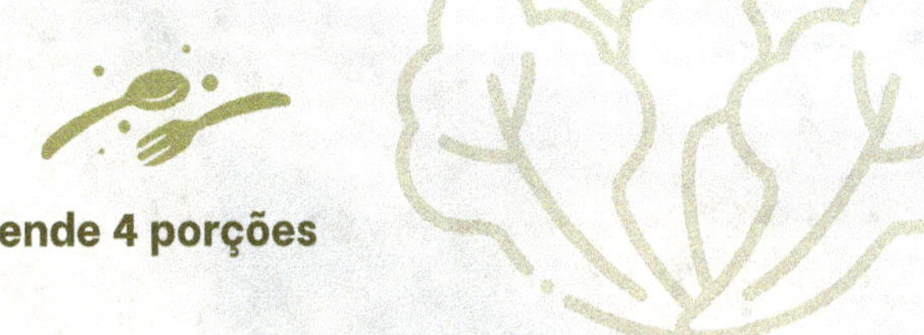

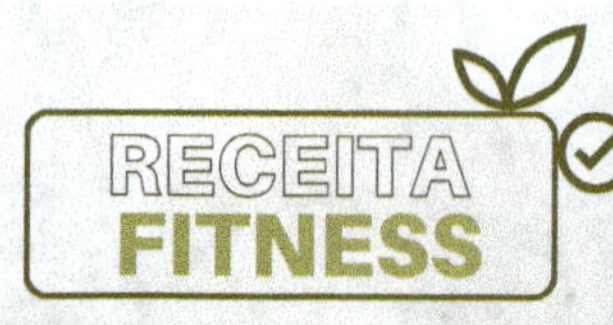

Warp
de Couve com Ovo e Abacate

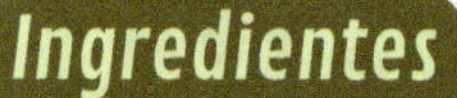

Ingredientes

- 4 folhas grandes de couve
- 2 ovos cozidos picados
- 1/2 abacate amassado

Modo de Preparo

Recheie as folhas de couve com os ovos e o abacate. Enrole como um wrap.

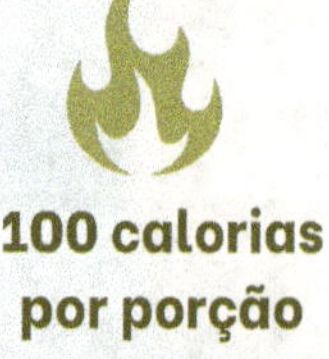

100 calorias por porção

Rende 2 porções

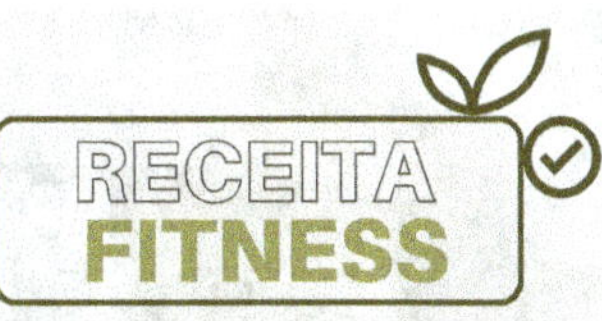

Chips
de Cenoura com Páprica

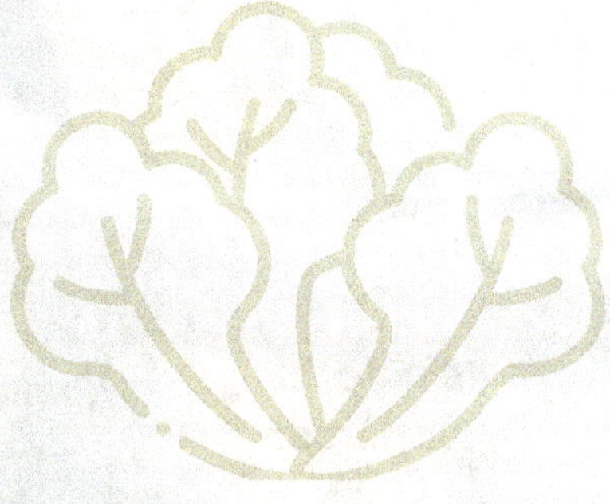

Ingredientes

- 2 cenouras médias
- 1 colher de chá de páprica doce
- 1 colher de chá de azeite

Modo de Preparo

Corte as cenouras em fatias finas. Tempere com páprica e azeite. Asse a 180°C por 20 minutos.

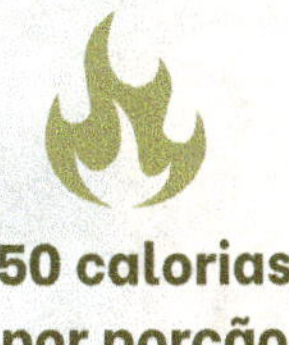

50 calorias por porção

Rende 2 porções

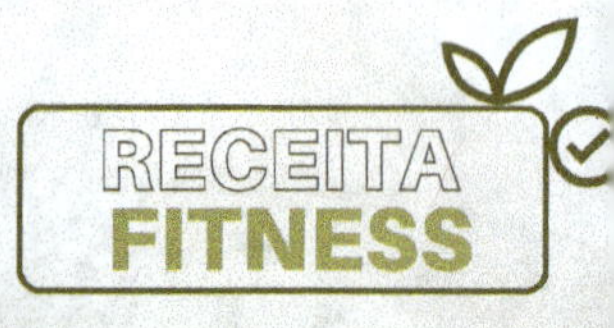

Cuscuz
de Couve-Flor

Ingredientes

- 1 xícara de couve-flor triturada
- 1/2 cenoura ralada
- 1 colher de sopa de azeite

Modo de Preparo

Refogue a couve-flor e a cenoura no azeite. Tempere com sal e ervas.

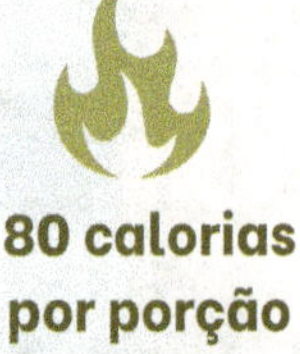

80 calorias por porção

Rende 2 porções

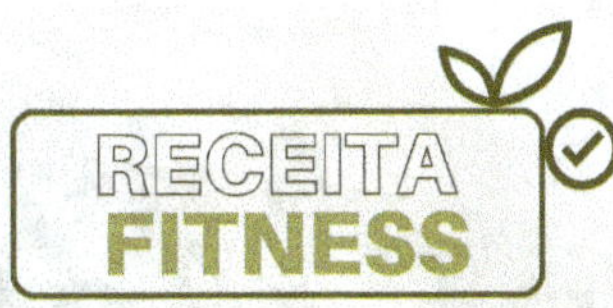

Sorvete
de Banana e Cacau

- 2 bananas maduras congeladas
- 1 colher de sopa de cacau em pó

Bata as bananas congeladas com o cacau no liquidificador até formar um creme. Sirva imediatamente.

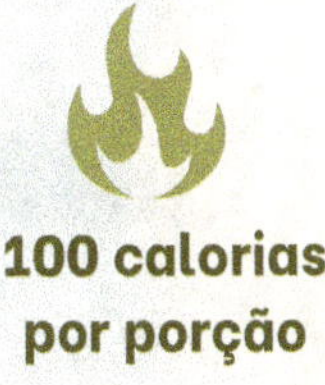

100 calorias por porção

Rende 2 porções

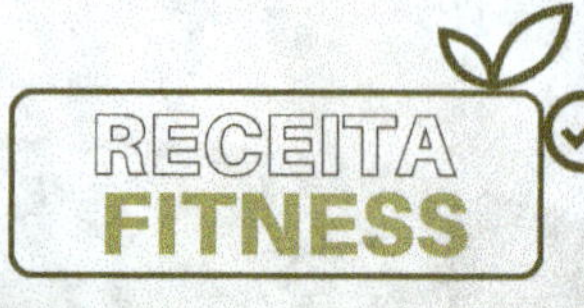

Bolinho
de Abobrinha e Queijo Cottage

Ingredientes

- 1 abobrinha ralada
- 2 colheres de sopa de farinha de aveia
- 1/2 xícara de queijo cottage
- 1 ovo
- Sal e pimenta a gosto

Modo de Preparo

Rale a abobrinha, esprema para retirar o excesso de água e misture com os outros ingredientes. Modele os bolinhos e asse a 200°C por 20 minutos, virando na metade do tempo.

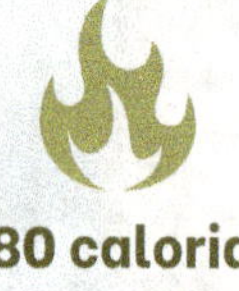
80 calorias por porção

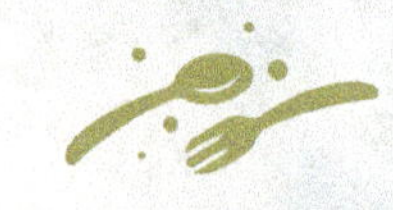
Rende 6 porções

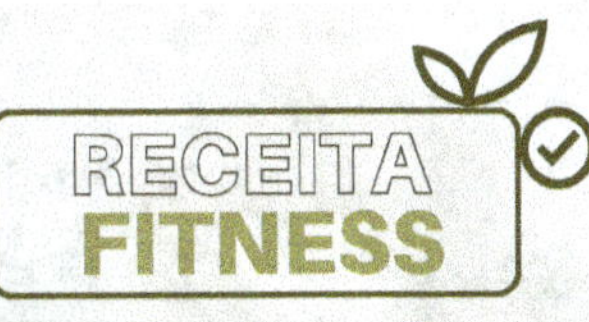

Sopa

Fria de Pepino com Hortelã

Ingredientes

- 1 pepino grande descascado
- 1 pote de iogurte natural desnatado (170g)
- 1/2 xícara de folhas de hortelã fresca
- 1 colher de chá de azeite
- Suco de 1/2 limão

Modo de Preparo

Bata todos os ingredientes no liquidificador até obter um creme homogêneo. Sirva gelado com um fio de azeite por cima.

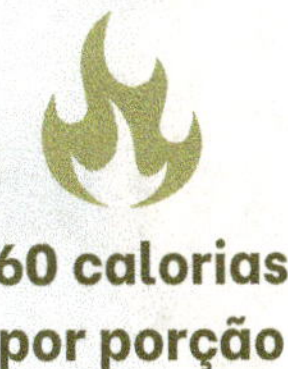

60 calorias por porção

Rende 2 porções

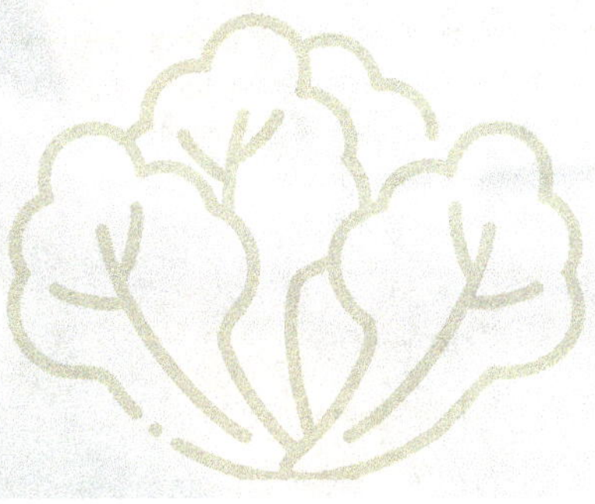

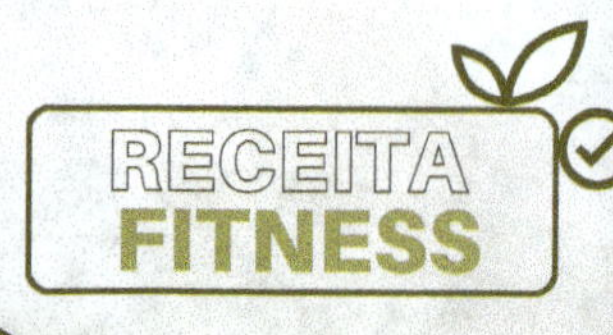

Cocada
Fit com Leite de Coco

Ingredientes

- 2 xícaras de coco fresco ralado
- 1/2 xícara de leite de coco light
- 1 colher de sopa de mel

Modo de Preparo

Em uma panela, misture todos os ingredientes e leve ao fogo baixo, mexendo até a mistura secar levemente e soltar do fundo. Molde porções pequenas e leve à geladeira por 1 hora antes de servir.

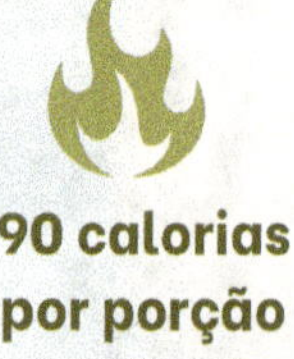

90 calorias por porção

Rende 10 porções

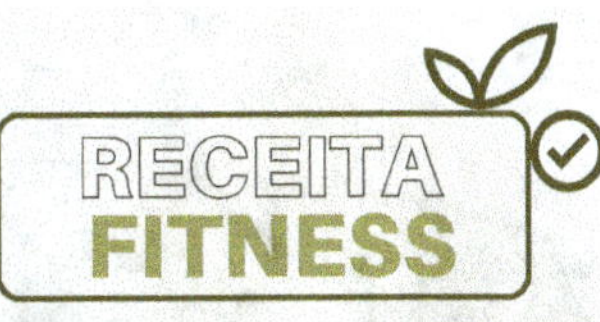

Salada
de Abacaxi com Frango

Ingredientes

- 1 xícara de frango desfiado
- 1/2 xícara de abacaxi picado
- 1 colher de sopa de iogurte natural
- Folhas de alface para servir

Modo de Preparo

Misture o frango, o abacaxi e o iogurte. Sirva sobre as folhas de alface.

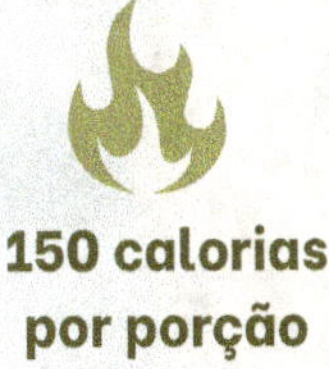

150 calorias por porção

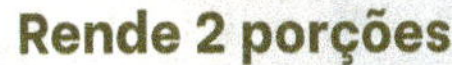

Rende 2 porções

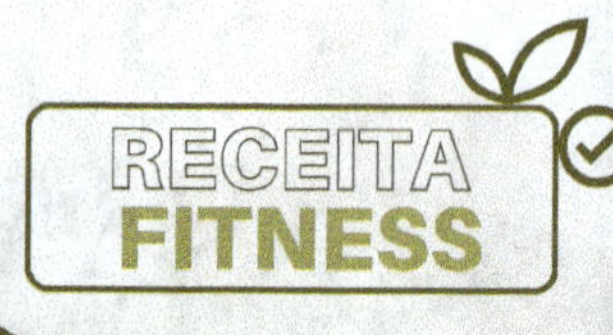

Cookies
de Aveia com Banana

Ingredientes

- 2 bananas maduras
- 1 xícara de aveia em flocos
- 1 colher de sopa de mel

Modo de Preparo

Amasse as bananas e misture com a aveia e o mel. Modele os cookies e asse a 180°C por 15 minutos.

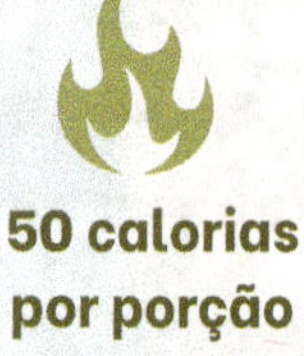

50 calorias por porção

Rende 10 porções

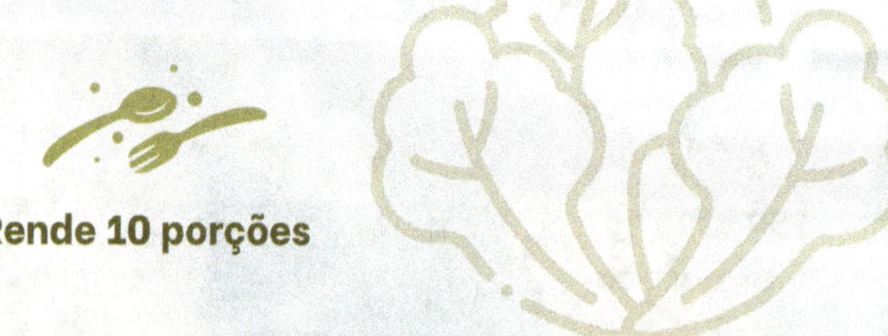

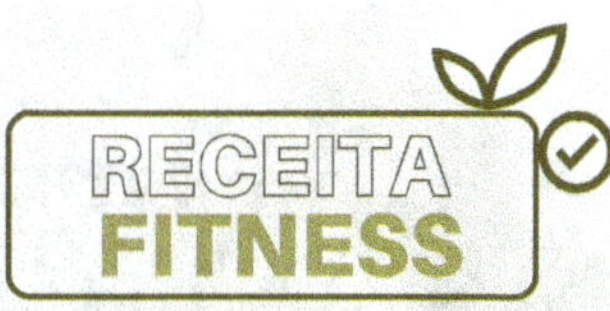

Espaguete
de Palmito com Molho de Tomate

- 1 xícara de palmito pupunha em tiras
- 1/2 xícara de molho de tomate caseiro
- 1 colher de sopa de azeite

Modo de Preparo

Refogue o palmito no azeite e adicione o molho de tomate. Cozinhe por 3 minutos e sirva.

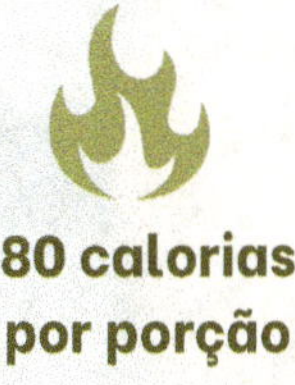

80 calorias por porção

Rende 2 porções

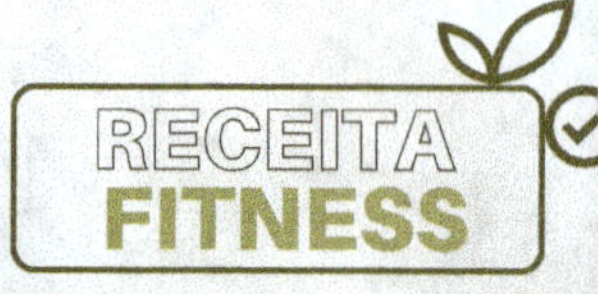

Bolo
de Cenoura com Farinha de Amêndoas

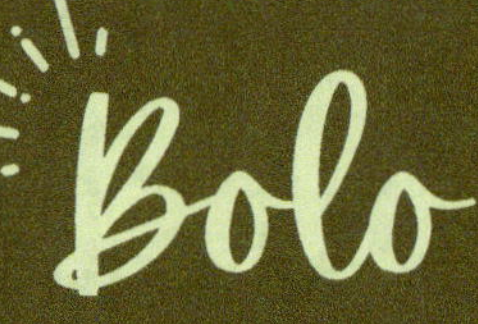

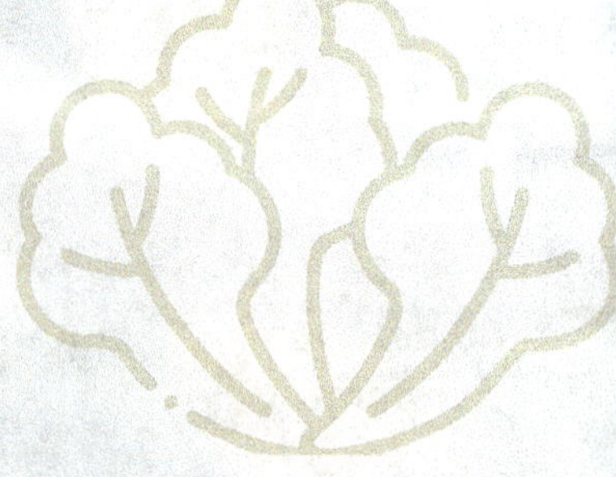

Ingredientes

- 2 cenouras médias raladas
- 3 ovos
- 1/2 xícara de farinha de amêndoas
- 1 colher de sopa de mel

Modo de Preparo

Bata os ovos, misture com a cenoura e a farinha de amêndoas. Adicione o mel, despeje em uma forma pequena e asse a 180°C por 30 minutos.

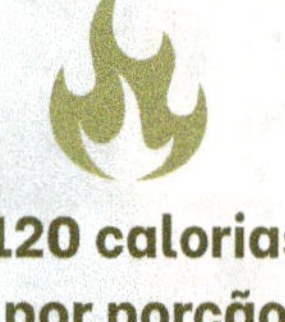

120 calorias por porção

Rende 8 porções

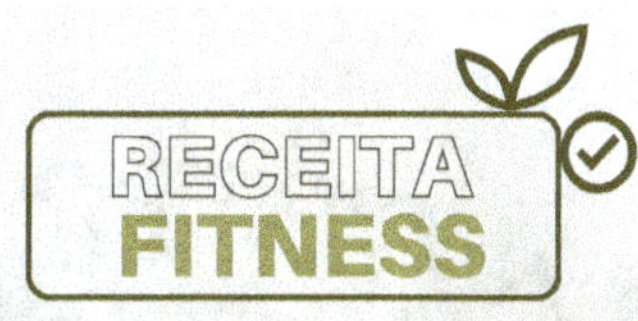

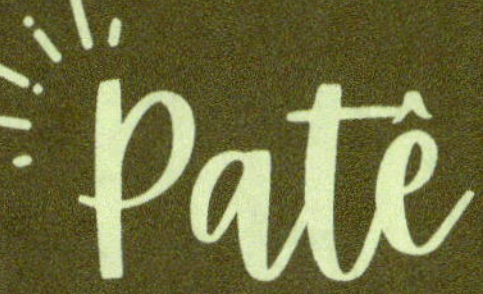

de Cenoura com Ricota

Ingredientes

- 1 cenoura cozida
- 100 g de ricota
- 1 colher de sopa de azeite

Modo de Preparo

Bata todos os ingredientes no processador até obter uma pasta homogênea. Sirva com torradas integrais.

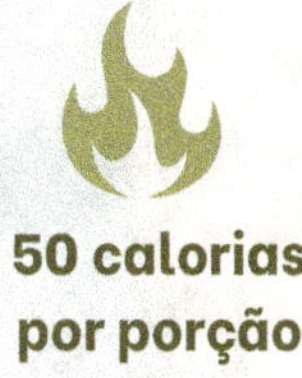

50 calorias por porção

Rende 4 porções

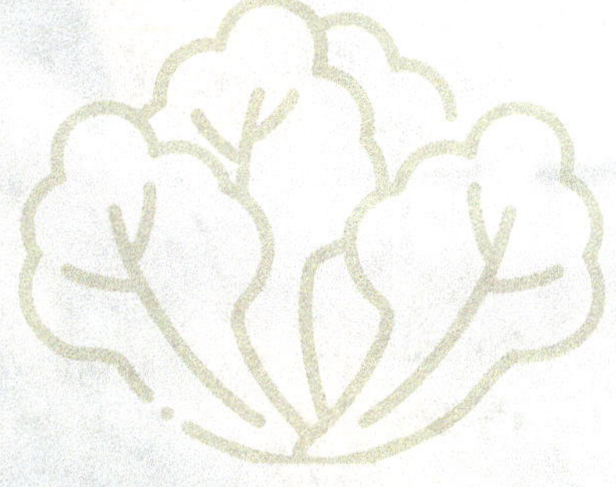

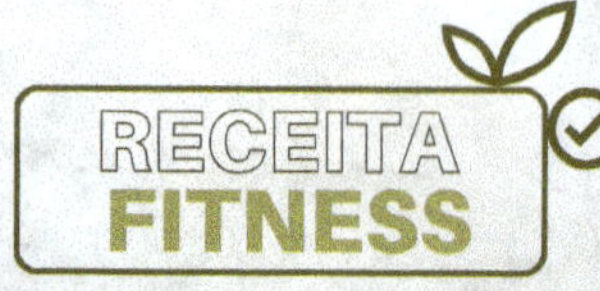

Panqueca
de Espinafre com Frango

Ingredientes

- 1/2 xícara de espinafre refogado
- 2 ovos
- 100 g de frango desfiado

Modo de Preparo

Bata os ovos e o espinafre no liquidificador. Faça discos em uma frigideira antiaderente e recheie com o frango.

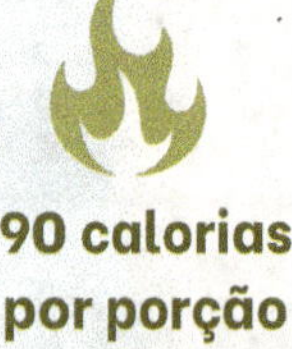

90 calorias por porção

Rende 4 porções

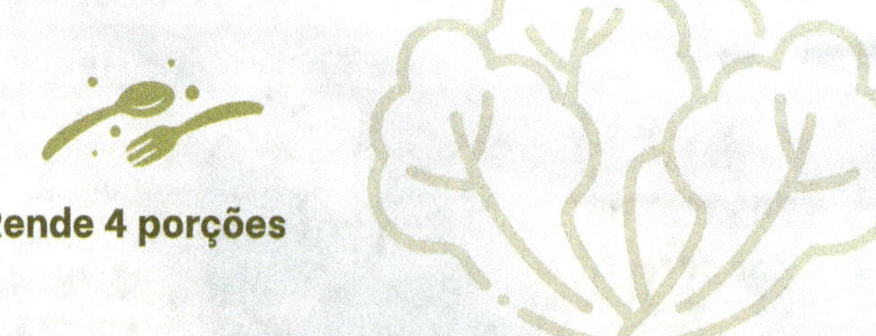

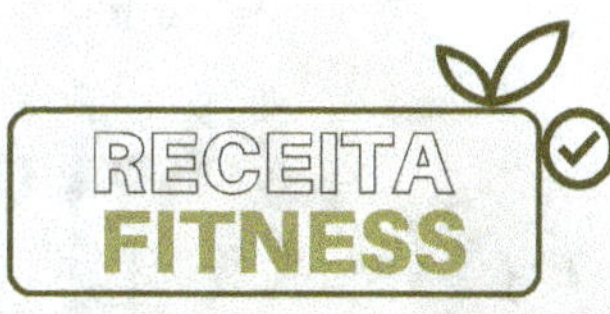

Smoothie
de Manga e Gengibre

Ingredientes

- 1/2 manga picada
- 1 colher de chá de gengibre ralado
- 200 ml de água de coco

Modo de Preparo

Bata todos os ingredientes no liquidificador e sirva gelado.

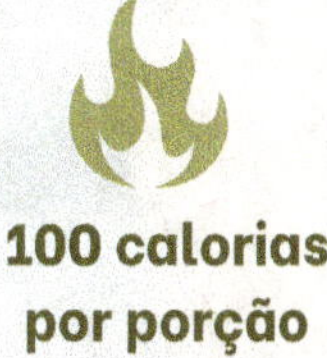

100 calorias por porção

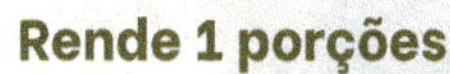

Rende 1 porções

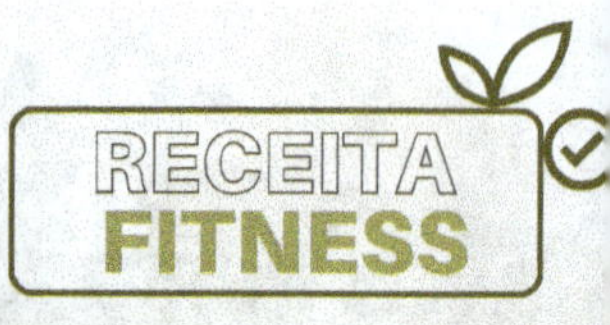

Quiche
de Atum e Tomate

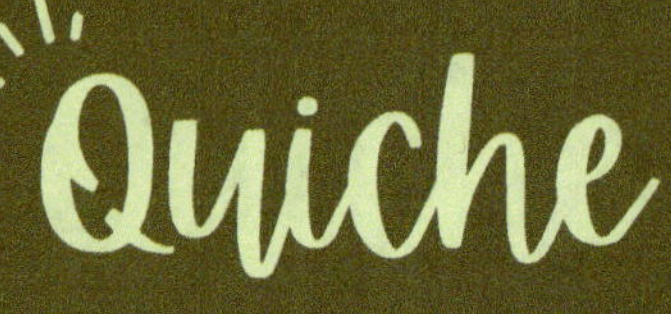

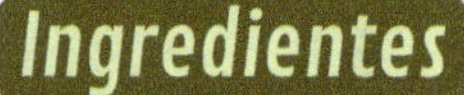

Ingredientes

- 2 ovos
- 1 lata de atum light
- 1 tomate picado
- 1 colher de sopa de farinha de aveia

Modo de Preparo

Misture todos os ingredientes, despeje em forminhas e asse a 180°C por 20 minutos.

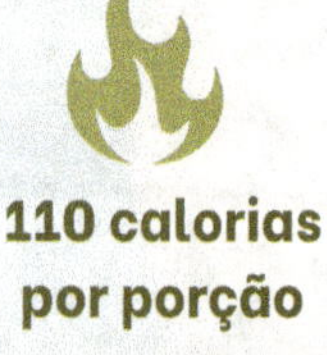

110 calorias por porção

Rende 6 porções

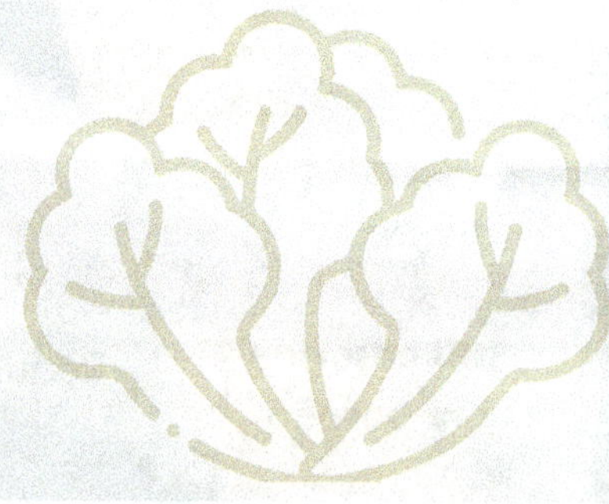

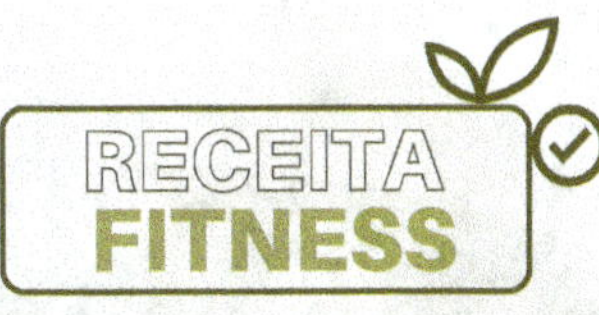

Sorvete
de Morango com Iogurte

Ingredientes

- 1 xícara de morangos congelados
- 1 pote de iogurte natural desnatado
- 1 colher de sopa de mel

Modo de Preparo

Bata todos os ingredientes no liquidificador e leve ao congelador por 2 horas antes de servir.

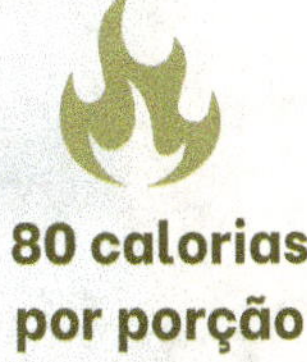

80 calorias por porção

Rende 2 porções

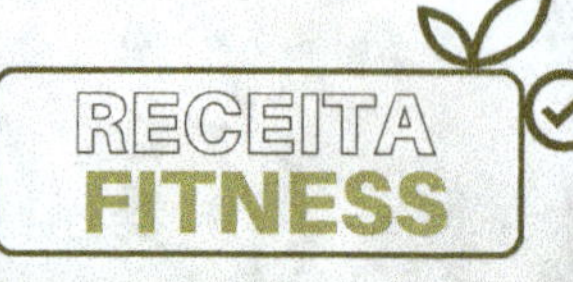

Bolinho
de Frango com Abóbora

Ingredientes

- 200 g de frango desfiado
- 1/2 xícara de abóbora cozida e amassada
- 1 colher de sopa de farinha de aveia

Modo de Preparo

Misture os ingredientes, molde bolinhos e asse a 200°C por 20 minutos.

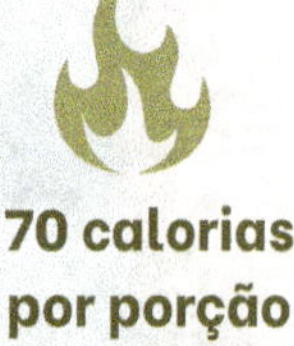

70 calorias por porção

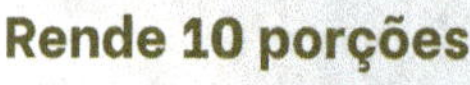

Rende 10 porções

Tabule
de Quinoa

Ingredientes

- 1/2 xícara de quinoa cozida
- 1 tomate picado
- 1/2 pepino em cubos
- 1 colher de sopa de azeite
- Suco de 1/2 limão
- Hortelã picada a gosto

Modo de Preparo

Misture todos os ingredientes em uma tigela. Tempere com azeite, limão e sal a gosto.

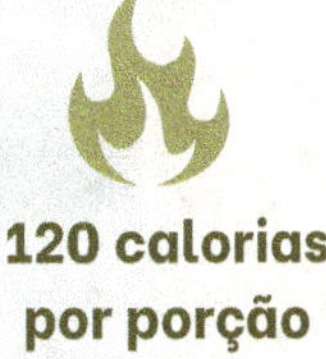

120 calorias por porção

Rende 2 porções

Purê
de Couve-Flor

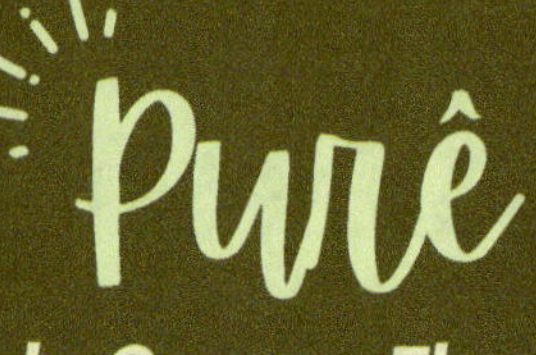

Ingredientes

- 1 couve-flor média cozida
- 1 colher de sopa de requeijão light
- 1 dente de alho picado

Modo de Preparo

Bata a couve-flor cozida com o requeijão e o alho até formar um purê. Sirva quente como acompanhamento.

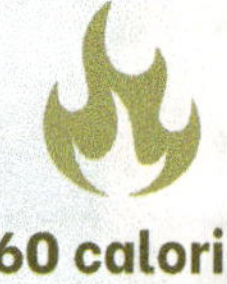

60 calorias por porção

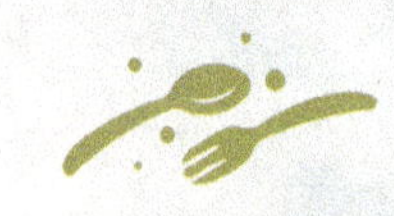

Rende 2 porções

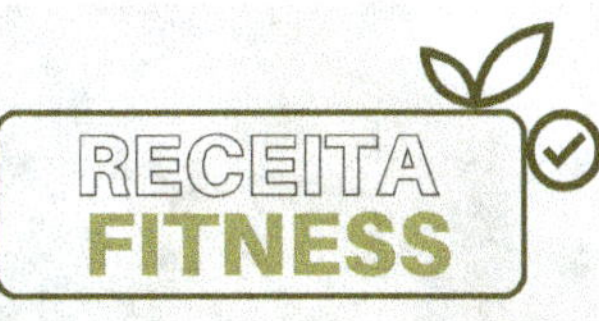

Panqueca
de Tapioca e Coco

Ingredientes

- 2 colheres de sopa de tapioca
- 1 ovo
- 1 colher de sopa de coco ralado sem açúcar

Modo de Preparo

Misture todos os ingredientes até obter uma massa homogênea. Despeje em uma frigideira antiaderente e cozinhe até dourar dos dois lados.

90 calorias por porção

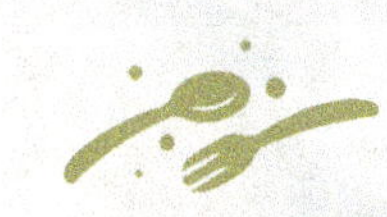

Rende 1 porções

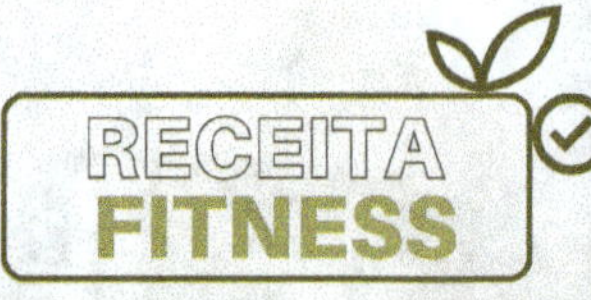

Bolinho

Assado de Espinafre e Aveia

Ingredientes

- 1 xícara de espinafre cozido e picado
- 1 ovo
- 2 colheres de sopa de aveia em flocos
- 1 colher de sopa de queijo ralado (opcional)

Modo de Preparo

Misture os ingredientes e molde os bolinhos. Asse em forno a 200°C por 20 minutos ou até dourar.

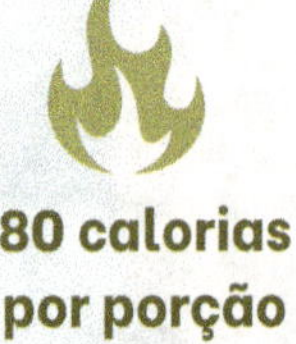

80 calorias por porção

Rende 6 unidades

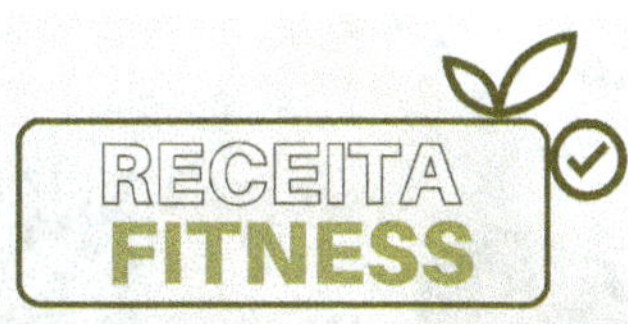

Mousse
de Abacate com Cacau

Ingredientes

- 1/2 abacate maduro
- 1 colher de sopa de cacau em pó
- 1 colher de sopa de mel

Modo de Preparo

Bata todos os ingredientes no liquidificador até obter um creme homogêneo. Leve à geladeira por 1 hora antes de servir.

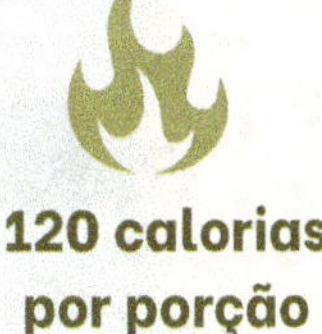

120 calorias por porção

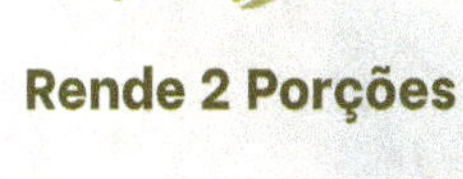

Rende 2 Porções

Salada
de Espinafre com Ovos e Cogumelos

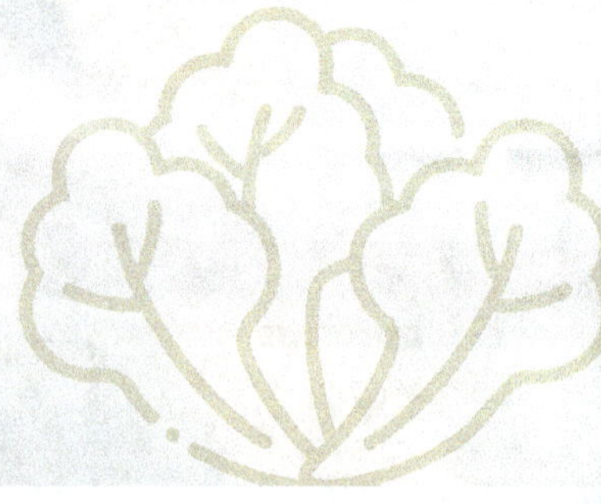

Ingredientes

- 2 xícaras de folhas de espinafre
- 1 ovo cozido fatiado
- 1/2 xícara de cogumelos refogados
- 1 colher de chá de azeite
- Suco de 1/2 limão

Modo de Preparo

Lave o espinafre e disponha em uma tigela. Adicione o ovo, os cogumelos e tempere com azeite e limão.

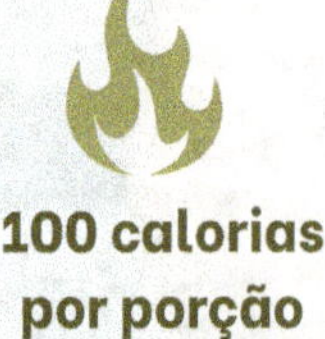

100 calorias por porção

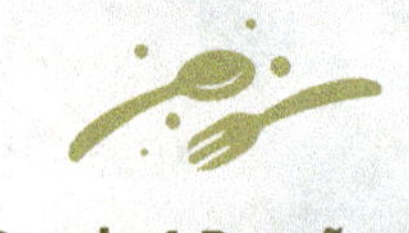
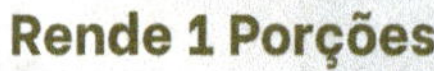

Rende 1 Porções

Ceviche
de Tilápia com Manga

Ingredientes

- 150 g de filé de tilápia cortado em cubos
- Suco de 2 limões
- 1/2 manga picada
- 1/4 de cebola roxa fatiada
- Coentro a gosto

Modo de Preparo

Marinar a tilápia no suco de limão por 15 minutos. Misture com a manga, cebola e coentro. Sirva fresco.

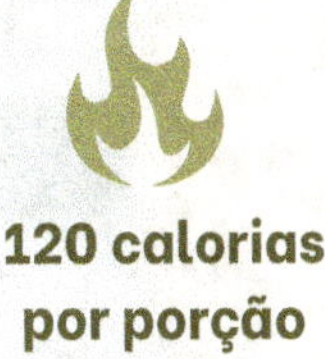

120 calorias por porção

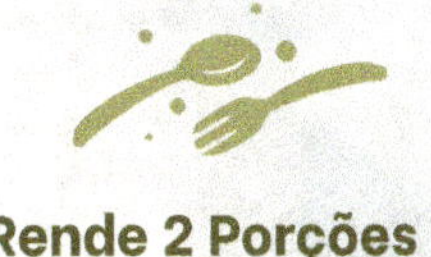

Rende 2 Porções

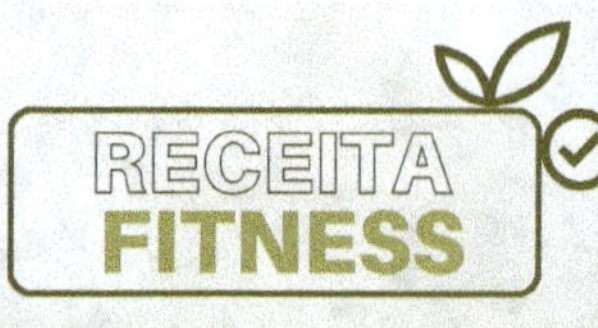

Pizza
de Berinjela

Ingredientes

- 1 berinjela grande cortada em rodelas
- 1/2 xícara de molho de tomate caseiro
- 1/2 xícara de queijo muçarela light
- Orégano a gosto

Modo de Preparo

Asse as rodelas de berinjela por 10 minutos a 200°C. Cubra com molho, queijo e orégano. Retorne ao forno até o queijo derreter.

90 calorias por porção

Rende 2 Porções

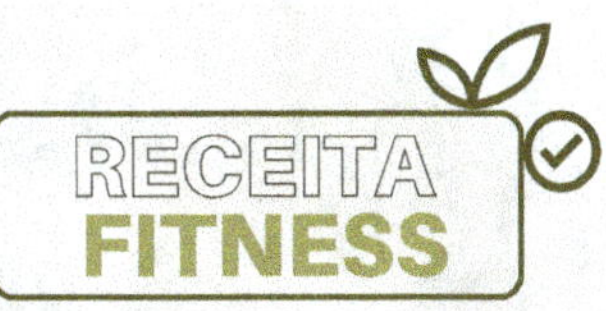

Pizza
de Berinjela

Ingredientes

- 1 berinjela grande cortada em rodelas
- 1/2 xícara de molho de tomate caseiro
- 1/2 xícara de queijo muçarela light
- Orégano a gosto

Modo de Preparo

Asse as rodelas de berinjela por 10 minutos a 200°C. Cubra com molho, queijo e orégano. Retorne ao forno até o queijo derreter.

90 calorias por porção

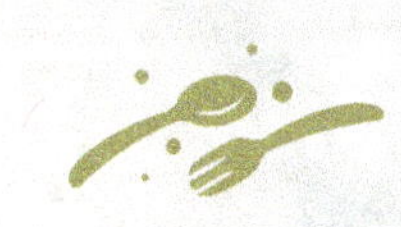

Rende 2 Porções

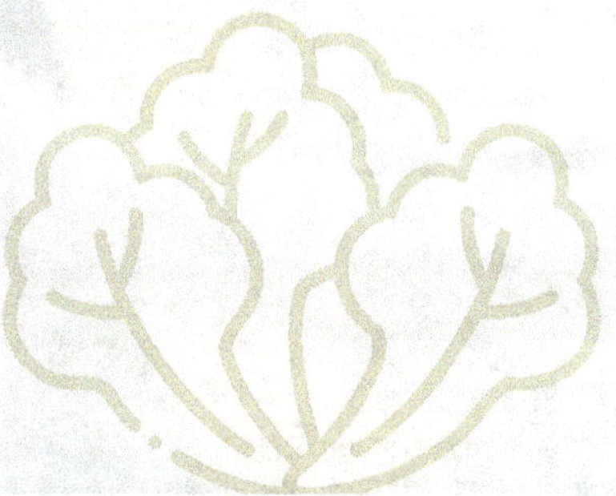